全国中医药行业高等教育
"十三五"规划教材配套用书

中药学
易考易错题精析与避错

主编 李明蕾 王加锋

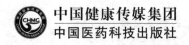
中国健康传媒集团
中国医药科技出版社

内容提要

本书为全国高等中医药院校教材配套用书,以全国高等中医药院校规划教材和教学大纲为基础,由长年从事一线中医教学工作且具有丰富教学及命题经验的专家教授编写而成,书中将本学科考试中的重点、难点进行归纳总结,并附大量常见试题,每题均附有正确答案、易错答案及答案分析,将本学科知识点及易错之处加以解析,对学生重点掌握理论知识及应试技巧具有较强的指导作用。本书适合高等中医药院校本科学生阅读使用。

图书在版编目(CIP)数据

中药学易考易错题精析与避错/李明蕾,王加锋主编.—北京:中国医药科技出版社,2018.11

全国高等中医药院校教材配套用书

ISBN 978-7-5214-0401-2

Ⅰ.①中⋯ Ⅱ.①李⋯ ②王⋯ Ⅲ.①中药学—高等学校—教学参考资料 Ⅳ.①R28

中国版本图书馆CIP数据核字(2018)第197214号

美术编辑 陈君杞

版式设计 大隐设计

出版	中国健康传媒集团 | 中国医药科技出版社
地址	北京市海淀区文慧园北路甲22号
邮编	100082
电话	发行:010-62227427 邮购:010-62236938
网址	www.cmstp.com
规格	889×1194mm $\frac{1}{16}$
印张	12 $\frac{1}{4}$
字数	248千字
版次	2018年11月第1版
印次	2021年3月第4次印刷
印刷	三河市百盛印装有限公司
经销	全国各地新华书店
书号	ISBN 978-7-5214-0401-2
定价	32.00元

版权所有 盗版必究

举报电话:010-62228771

本社图书如存在印装质量问题请与本社联系调换

获取新书信息、投稿、为图书纠错,请扫码联系我们。

编委会

主　编

李明蕾　王加锋

副主编

展照双

编　委（按姓氏笔画排序）

王加锋　李明蕾　张　艳　展照双　梁晓东

编写说明

《中药学易考易错题精析与避错》以全国中医药行业高等教育"十三五"规划教材《中药学》为蓝本，将教材中的重点、难点内容进行精简提炼，帮助学生系统掌握复习课程的重点内容。其中，重点、难点及例题的覆盖范围与教学大纲及教材内容一致。全书编写顺序与教材章节顺序一致，方便学生同步学习。

本书的主要特点在于常见错误的解析和易错点的预测，使学生在短时间内既能对已学知识进行复习回顾，又能熟悉题目、掌握考点，同时还可以对自己学习的薄弱环节进行强化记忆和练习。书中覆盖了教材的全部知识点，题型多样，题量丰富，对需要掌握、熟悉的内容予以强化。重点、难点部分力求全面而精炼，并有所侧重；在答案分析部分，力求简单明了概括知识点的学习方法和相关解题技巧，帮助学生在复习、练习的过程中及时发现自身知识的不足之处，并理清学习和解题的思路，提示学生针对易错点进行分析、辨别，尽可能减少学生在考试中所犯的错误，从而提高学生对知识的应用能力及应试能力。

本书适合于中医学专业或者相关专业医学生在校学习、备考之用，也是初入临床的实习医生、住院医生参加执业医师考试的复习用书。

编者

2018 年 6 月

目录

第一章　中药的起源和中药学的发展　1

第二章　中药的产地、采集与贮藏…　5

第三章　中药的炮制…………………　8

第四章　中药的性能…………………　12

第五章　中药的配伍…………………　22

第六章　中药的用药禁忌……………　26

第七章　中药的剂量与用法…………　30

第八章　解表药………………………　34

    概述 ………………………………　34

    第一节　发散风寒药 ……………　35

    第二节　发散风热药 ……………　41

第九章　清热药………………………　47

    概述 ………………………………　47

    第一节　清热泻火药 ……………　47

    第二节　清热燥湿药 ……………　52

    第三节　清热解毒药 ……………　56

    第四节　清热凉血药 ……………　62

    第五节　清虚热药 ………………　65

第十章　泻下药………………………　69

第十一章　祛风湿药…………………　73

第十二章　化湿药……………………　78

第十三章　利水渗湿药………………　82

第十四章　温里药……………………　89

第十五章　理气药……………………　95

第十六章　消食药……………………　102

第十七章　驱虫药……………………　105

第十八章　止血药……………………　109

第十九章　活血化瘀药………………　116

第二十章　化痰止咳平喘药…………　127

第二十一章　安神药…………………　137

第二十二章　平肝息风药……………　143

第二十三章　开窍药…………………　151

第二十四章　补虚药…………………　155

    概述 ………………………………　155

    第一节　补气药 …………………　155

    第二节　补阳药 …………………　162

    第三节　补血药 …………………　167

    第四节　补阴药 …………………　171

第二十五章　收涩药…………………　177

第二十六章　涌吐药…………………　183

第二十七章　攻毒杀虫止痒药………　185

第二十八章　拔毒化腐生肌药………　188

第一章 中药的起源和中药学的发展

◎ **重点** ◎

1.《神农本草经》的特点与历史意义

成书不晚于东汉，载药365种。创新之处：首次按药物的功效进行分类，分为上、中、下三品，即"三品分类法"。本书是我国现存最早的药学专著，初步奠定了本草学的基础。

2.《本草经集注》的特点与历史意义

成书于南北朝时期，载药730种（365种*2）。创新之处：首次按药物的自然属性进行分类，按玉石、草木、虫兽、果、菜、米食、有名无实七类归纳药物。并且采用了朱墨分书，小字加注的编写方法，使药学内容源流清晰。本书的编写分类形式确立了综合本草的基本格式。

3.《雷公炮炙论》的特点与历史意义

为我国第一部中药炮制学专著。

4.《新修本草》的特点与历史意义

成书于唐代，载药850种。创新之处：首创本草著作增加药物图谱。历史意义：①世界最早的药典性本草著作，我国第一部官修本草。②开创了图文对照的药学著作先例。

5.《证类本草》的特点与历史意义

成书于宋代，作者唐慎微，载药1746种。创新之处：首载方剂3000余首，开创方药兼收的编写体例，为后世保存了大量古代方药的宝贵文献。

6.《本草纲目》的特点与历史意义

成书于明代，作者李时珍，载药1892种，附图1109余幅，附方11096首。创新之处：按"从贱至贵"的原则进行药物分类，从无机到有机，从低等到高等，基本符合进化论的观点，是当时世界上最先进的分类法。学术价值：集我国16世纪以前药物学知识大成，对植物、动物、矿物、农学、气象、化学、冶金等方面均有贡献。

7.《本草纲目拾遗》的特点与历史意义

成书于清朝，作者赵学敏，载药921种。创新之处：开创断代本草著作（16~18世纪）的编写体例。

◎ **难点** ◎

1.《神农本草经》的特点与历史意义

首次按药物的功效进行分类，分为上、中、下三品，即"三品分类法"。本书是我国现存最早的本草学专著。

2.《本草经集注》的特点与历史意义

首次按药物的自然属性进行分类,按玉石、草木、虫兽、果、菜、米食、有名无实七类归纳药物。

3.《新修本草》的特点与历史意义

首创药物图谱,开创了图文对照的药学著作先例。是我国第一部官修本草,也是世界最早的药典性本草著作。

常见试题

(一)单选题

1. 我国现存最早的本草学专著是

   A.《开宝本草》 B.《嘉祐本草》 C.《神农本草经》
   D.《新修本草》 E.《本草拾遗》

   【正确答案】C

   【易错答案】D

   【答案分析】我国现存最早的本草专著当推《神农本草经》,是汉代以前药学知识和经验的第一次大总结,故答案应选C项。

2. 我国第一部官修本草是

   A.《本草纲目》 B.《证类本草》 C.《新修本草》
   D.《本草经集注》 E.《神农本草经》

   【正确答案】C

   【易错答案】E

   【答案分析】唐朝经政府批准撰写的《新修本草》,它是第一次由国家组织修定和推行的,因此它是我国也是世界上公开颁布的最早的药典性本草著作,故答案应选C项。误解官修本草的含义,常错选E项。

3. 我国最早的中药炮制专著是

   A.《雷公炮炙论》 B.《本草拾遗》 C.《炮炙大法》
   D.《神农本草经》 E.《新修本草》

   【正确答案】A

   【易错答案】C

   【答案分析】魏晋时期雷敩所著的《雷公炮炙论》是我国第一部炮制专著,该书系统地介绍了300种中药的炮制方法,为中药炮制的发展奠定了基础,故答案应选A项。《炮炙大法》是明朝的炮制学著作,是常见的错误选项。

4. 首创按药物自然属性分类的本草著作是

   A.《本草拾遗》 B.《本草纲目》 C.《神农本草经》

D.《新修本草》　　　　　　　　E.《本草经集注》

【正确答案】E

【易错答案】C

【答案分析】成书于魏晋朝的《本草经集注》首创按药物自然属性分类的方法，故答案应选E项。《神农本草经》是首创按药物功效分类的本草著作，是常见的错误选项。

5.集我国16世纪以前药学大成的本草著作是

A.《本草品汇精要》　　　　B.《本草纲目》　　　　C.《证类本草》

D.《图经本草》　　　　　　E.《本草原始》

【正确答案】B

【易错答案】C

【答案分析】《本草纲目》总结了我国16世纪以前的药物学知识，是我国大型骨干本草的范本，其影响远远超出了本草学范围，故答案应选B项。

（二）多选题

成书于宋代的本草专著有

A.《本草拾遗》　　　　　　B.《开宝本草》　　　　C.《本草经集注》

D.《证类本草》　　　　　　E.《本草纲目》

【正确答案】BD

【易错答案】错选或漏选。

【答案分析】《开宝本草》和《证类本草》成书于宋代；《本草经集注》成书于魏晋朝；《本草拾遗》成书于唐代，书名区别清代的《本草纲目拾遗》；《本草纲目》成书于明代，故答案应选BD。

（三）简答题

1.简答《神农本草经》主要内容特点及学术价值。

【正确答案】《神农本草经》共收载药物365种。该书在内容上①首创三品分类法，即按药物功效的不同，把药物分为上、中、下三品。②简要地论述了中药学的基本理论，如四气五味、有毒无毒、配伍法度、辨证用药原则、服药方法等。③所载药物大多朴实有验，至今仍然习用。《神农本草经》为现存最早的本草专著，是汉以前药学知识和经验的第一次大总结。且为中药学的全面发展奠定了理论基石，奠定了我国大型骨干本草的编写基础，对中药学的发展产生了极为深远的影响。

【易错答案】对《神农本草经》的特点概括不全面。

【答案分析】《神农本草经》收录的药物数目365与一年的天数相符合，其特点有三：一是按功效分类，首创三品分类法。二是基本奠定中药学发展的基本理论，如四气五味、七情配伍等理论最早形成于《神农本草经》。三是记载药物的功效沿用至今。

2. 简答《新修本草》的内容特点和学术价值。

【正确答案】《新修本草》的主要内容特点是：①全书卷帙浩博，收载药物850种。②书中增加了药物图谱，并附以文字说明。③在保持《神农本草经》原文的基础上，补充修订古书。④内容丰富，既收集了外来药，又增加了民间经验用药。

主要成就：①对本草做了一次全面的整理、总结。②图文并茂的方法，开创了世界药学著作的先例。③是世界上由国家公开颁布的最早的药典。

【易错答案】对《新修本草》的特点概括不全面。

【答案分析】《新修本草》的最大特点是首创药物图谱，并附以文字说明，图文并茂的编写体例，开创了世界药学著作的先例。随着外贸增加，新增不少药物，既收录了外来药物，又补充了民间药物，本书内容丰富，治学严谨，补充修订经典古书，对《神农本草经》进行整理修订。

3. 简答何谓中药？何谓中药学？

【正确答案】中药就是指在中医理论指导下，用于预防、治疗、诊断疾病并具有康复与保健作用的物质。中药学是指专门研究中药基本理论和常用中药来源、产地、采集、炮制、性能、功效及临床应用规律等知识的一门学科。

【易错答案】对中药、中药学概念描述不准确。

【答案分析】"中药"的"中"是指中医理论指导，"药"是指治疗疾病的物质，其特点是具有较好的预防、保健作用，在疾病的康复方面也有一定优势。"中药学"是指一门学科，其研究内容是中药的基本理论，中药的来源、产地、采集、炮制、性能、功效与临床应用规律等内容。

第二章 中药的产地、采集与贮藏

◎ **重点** ◎

1. 道地药材的概念

历史悠久、产地适宜、品种优良、产量宏丰、炮制考究、疗效突出、带有地域特点的药材。

2. 不同入药部位的中药采集的时间与原则

◎ **难点** ◎

1. 各地特产的道地药材

甘肃的当归，宁夏的枸杞，青海的大黄，东北的人参、细辛、五味子，河南的地黄、牛膝、山药、菊花，四川的黄连、川芎、贝母、乌头等。

2. 不同入药部位的中药采集的时间与原则

（1）全草类药：植株充分生长、枝叶茂盛期采收。如麻黄、益母草等。大多在夏秋季节植株充分成长、茎叶茂盛或开花时期采集，但有些植物的叶亦有在秋冬时采收的。

（2）叶类药：花蕾将放或正盛开的时候，叶片充分生长宜于采收。如苏叶等。但桑叶在霜后采收。

（3）花类药：采收未开放的花蕾或刚开放的花朵。如红花、辛夷等。

（4）果实、种子类药：成熟或将熟期采收。如瓜蒌、苍耳子等。但青皮、枳实等采集幼果。

（5）根及根茎类药：早春或深秋采收。如天麻、地骨皮等。但延胡索、半夏等宜夏季采收。

（6）树皮、根皮类药：春、夏时节植物生长旺盛时采集。如黄柏、厚朴等。

常见试题

（一）单选题

1. 道地药材产于四川的是

A. 黄连　　　　　　　B. 薄荷　　　　　　　C. 五味子
D. 阿胶　　　　　　　E. 地黄

【正确答案】A

【易错答案】B、C

【答案分析】黄连的道地药材产于四川，薄荷的道地药材产于江苏，五味子的道地药材产于东北，阿胶的道地药材产于山东，地黄的道地药材产于河南，故正确答案应选A项。

2. 二、八月最宜采集的药材是

A. 叶类　　　　　　　　B. 花类　　　　　　　　C. 全草类

D. 果实类　　　　　　　E. 根及根茎

【正确答案】E

【易错答案】A

【答案分析】根及根茎一般以早春及深秋，即二月、八月采收最佳，现代研究也证明，早春及深秋时植物的根茎中有效成分含量较高，此时采集产量和质量都较高，故答案应选E项。

3. 道地药材产于甘肃的是

A. 枸杞　　　　　　　　B. 当归　　　　　　　　C. 阿胶

D. 牛膝　　　　　　　　E. 党参

【正确答案】B

【易错答案】A、D

【答案分析】道地药材产于甘肃的是当归，枸杞的道地产地是宁夏，阿胶的道地产地是山东，牛膝的道地产地是河南，党参的道地产地是山西，所以正确答案是B项。

4. 枳实的采收应在

A. 花蕾含苞欲放时　　　B. 果实成熟后　　　　　C. 果实未成熟

D. 深秋时　　　　　　　E. 清明期间采收

【正确答案】C

【易错答案】B

【答案分析】果实类药物一般在果实成熟时采收，而枳实是酸橙的干燥幼果入药，因而在果实未成熟时采集，故答案是C项。

5. 桑叶的采收应在

A. 花蕾含苞欲放时　　　B. 果实成熟后　　　　　C. 枝叶茂盛时

D. 深秋时　　　　　　　E. 清明期间采收

【正确答案】D

【易错答案】C

【答案分析】叶类药物一般在花蕾将放或正盛开时采收，此时叶片茂盛。而桑叶需在深秋或初冬经霜后采集，故答案是D项。

（二）多选题

1. 特产于河南的道地药材有

A. 地黄　　　　　　　　B. 黄连　　　　　　　　C. 川芎

D. 菊花　　　　　　　　E. 山药

【正确答案】ADE

【易错答案】错选或漏选。

【答案分析】地黄、菊花、山药的道地药材产于河南,黄连、川芎的道地药材产于四川,故答案应选 ADE。

2.确定道地药材的主要因素有

A.产地　　　　　　　　B.品种　　　　　　　　C.质量
D.产量　　　　　　　　E.疗效

【正确答案】ABCDE

【易错答案】漏选一项或多项。

【答案分析】道地药材是指历史悠久、产地适宜、品种优良、产量宏丰、炮制考究、疗效突出、带有地域特点的药材,因此道地药材的确定与产地、品种、质量、产量、疗效都有关系,故答案应选 ABCDE。

(三)简答题

1.何谓道地药材?

【正确答案】所谓道地药材,又称地道药材,是指历史悠久、产地适宜、品种优良、产量宏丰、炮制考究、疗效突出、带有地域特点的药材。

【易错答案】对道地药材的概念描述不准确。

【答案分析】道地药材的特点是具有悠久的历史、适宜的水土条件、优良的药材品种、严格的炮制工艺,具有较好的质量,具有突出的临床疗效,并且较高的产量以满足临床需求。

2.简述确定中药采收时节的基本原则。

【正确答案】中药采收时节的确定,一般来讲以入药部分的成熟程度作为依据,即应在有效成分含量最高的时节采集。

【易错答案】对中药采集原则描述不准确。

【答案分析】中药采集的原则是有效成分含量最高时采集,不同的入药部位采集时间不一样,如全草应在枝叶茂盛时采集,花蕾应在花蕾将开或花蕾盛开时采集,果实一般应在果实成熟时采集。

第三章　中药的炮制

◎ 重点 ◎

1.炮制的概念

是药物在应用或制成各种剂型之前，根据医疗、调制、制剂的需要，进行必要的加工处理的过程。

2.炮制的目的

（1）纯净药物，保证药材质量，分拣药物，区分等级。如去泥土等。

（2）切制饮片，便于调剂和制剂。如滑石粉碎便于制剂等。

（3）干燥药材，利于贮藏。如肉苁蓉盐制便于贮存。

（4）矫臭、矫味，便于服用。如昆布水洗去盐分等。

（5）降低药物的毒副作用，保证用药安全。如醋煮甘遂、水煮川乌等，均能降低毒副作用。

（6）增强药物的功能，提高临床疗效。如蜜炙百部加强止咳等。

（7）改变药物的性能，扩大应用范围。如生地蒸晒后为熟地，性转甘温，功能补血填精等。

（8）引药入经，便于定向用药。如柴胡醋炒后，增强入肝止痛的作用。

3.炮制方法及其临床意义

（1）修治（纯净药材，粉碎药材，切制药材）

（2）水制（漂洗，浸润，闷润，喷洒，水飞）

（3）火制（炒，炙，煅，煨）

（4）水火共制（煮法，蒸法，炖法，燀法，淬法）

（5）其他制法（制霜，发酵，发芽，精制，药拌）

◎ 难点 ◎

1.炮制的目的及药物举例

（1）纯净药物，保证药材质量，分拣药物，区分等级。如去泥土等。

（2）切制饮片，便于调剂和制剂。如滑石粉碎便于制剂等。

（3）干燥药材，利于贮藏。如肉苁蓉盐制便于贮存。

（4）矫臭、矫味，便于服用。如昆布水洗去盐分等。

（5）降低药物的毒副作用，保证用药安全。如醋煮甘遂、水煮川乌等，均能降低毒副作用。

（6）增强药物的功能，提高临床疗效。如蜜炙百部加强止咳等。

（7）改变药物的性能，扩大应用范围。如生地蒸晒后为熟地，性转甘温，功能补血填精等。

（8）引药入经，便于定向用药。如柴胡醋炒后，增强入肝止痛的作用。

2.常见炮制方法及临床意义

（1）水飞：先将药物打成粗末，然后放在研钵内和水同研，倾取上部的混悬液，然后再将沉于下部的粗末继续研磨，这样反复操作，研至将细粉放在舌上尝之无渣为度。水飞可防止粉末在研磨时飞扬，以减少损耗。适用于矿石和贝壳类不易溶解于水的药物如朱砂等，目的是使药物粉碎得更加细腻，便于内服和外用。

（2）炒：

炒黄：将药物炒至表面微黄或能嗅到药物固有的气味为度。

炒焦：将药物炒至表面焦黄，内部淡黄为度。

炒炭：将药物炒至外部枯黑，内部焦黄为度。

炒黄、炒焦使药材宜于粉碎加工，并缓和药性。炒炭能缓和药物的烈性或副作用，或增强收敛止血、止泻作用。

（3）炙：是将药物与液体辅料共置锅中加热拌炒，使辅料渗入药物组织内部或附着于药物表面，以改变药性，增强疗效或降低毒副作用的方法称炙法。常用的液体辅料有：蜜、酒、醋、姜汁、盐水等。蜜炙可增强润肺止咳作用；酒炙可增强活血之功；醋炙可增强止痛功效或降低毒性；姜炙可增强止呕作用；盐炙可引药入肾和增强补肾作用。

（4）煅：将药物用猛火直接或间接煅烧，使质地松脆，易于粉碎，便于有效成分的煎出，以充分发挥疗效。适用于矿石和贝壳类不易碎裂的药物，如磁石、牡蛎等。

（5）烫：先在锅内加热中间物体（如砂石、滑石、蛤粉等），温度可达150~300℃，用以烫炙药物，使其受热均匀，膨胀松脆，不能焦枯，烫毕，筛去中间物体，至冷即得。适用于质地较坚硬的药材，其特点是加入辅料高温加工。

（6）煨：将药物用湿面或湿纸包裹，置于热火灰中或用吸油纸与药物隔层分开进行加热，其目的是除去药物中的部分挥发性及刺激性成分，以缓和药性，降低副作用，增强疗效。如煨肉豆蔻、煨木香等。

常见试题

（一）单选题

1.醋炙香附的目的是

A.增强疗效   B.减低毒性   C.改变药性

D.便于服用   E.有利贮藏

【正确答案】A

【易错答案】B

【答案分析】醋炙香附可增强其疏肝止痛的功效，故答案应选A项。

2. 为了增强药物的活血作用,宜采用
 A. 蜜炙   B. 酒炙   C. 醋炙
 D. 姜炙   E. 盐炙

【正确答案】B
【易错答案】A
【答案分析】酒也是中药,具有温通经脉的作用,酒炙可增强药物的活血之功,故答案应选为B项。

3. 为了增强药物的补肾作用,宜采用
 A. 蜜炙   B. 酒炙   C. 醋炙
 D. 姜炙   E. 盐炙

【正确答案】E
【易错答案】A
【答案分析】盐是咸味,可下行入肾,盐炙可引药入肾和增强补肾作用,故答案应选E项。

4. 巴豆制霜的目的是
 A. 消除毒性   B. 增强药效   C. 改变药性
 D. 便于贮藏   E. 纯净药材

【正确答案】A
【易错答案】E
【答案分析】巴豆有较强的毒副作用,压油取霜能降低其毒副作用,故答案应选A项。

5. 将药物用猛火直接或间接煅烧,使质地松脆,易于粉碎,便于有效成分的煎出,以充分发挥疗效。这种炮制方法是
 A. 烫法   B. 煅法   C. 煨法
 D. 炙法   E. 炒法

【正确答案】B
【易错答案】A
【答案分析】煅法与烫法都是用于炮制质地较硬的矿物物或贝壳,煅法是将药物在猛火上煅烧,而烫法是加入中间物体以烫炙药物,其优点在于受热均匀。这两种炮制方法容易混淆。故答案应选B项。

(二)多选题

1. 常用的炮制方法有
 A. 修制   B. 水制   C. 火制
 D. 水火共制   E. 其他制法

【正确答案】ABCDE
【易错答案】漏选一项或多项。
【答案分析】中药常用的炮制方法有修制、水制、火制、水火共制、其他制法五大类型,故

答案应选ABCDE。

2. 水火共制法有

A. 炙　　　　　　　　B. 蒸　　　　　　　　C. 淬

D. 燀　　　　　　　　E. 煨

【正确答案】BCD

【易错答案】错选或漏选。

【答案分析】水火共制法包括蒸、煮、炖、燀、淬等，而炙、煨则属于火制法，故答案应选BCD。

（三）简答题

1. 中药炮制的目的是什么？

【正确答案】①纯净药材，保证质量，分捡药物，区分等级；②切制饮片，便于调剂制剂；③干燥药材，利于贮藏；④矫味、矫臭，便于服用；⑤降低毒副作用，保证安全用药；⑥增强药物功能，提高临床疗效；⑦扩大应用范围；⑧引药入经，便于定向用药。

【易错答案】对中药炮制的目的描述不全面。

【答案分析】可将中药炮制的目的归纳为"一高一低一纯净二改变"，即："一高"是提高疗效，"一低"是降低毒付作用，"一纯净"是纯净药材和矫味、矫臭，"二改变"是改变药物性状和改变药物性能。改变药物的性状包括切制饮片和干燥药材。

2. 何谓炙法？炙法常用的辅料和意义是什么？

【正确答案】炙法是将药物与液体辅料共置锅中加热拌炒，使辅料渗入药物组织内部或附着于药物表面，以改变药性，增强疗效或降低毒副作用的方法称炙法。常用的液体辅料有：蜜、酒、醋、姜汁、盐水等。蜜炙可增强润肺止咳作用；酒炙可增强活血之功；醋炙可增强止痛功效或降低毒性；姜炙可增强止呕作用；盐炙可引药入肾和增强补肾作用。

【易错答案】常用的辅料炙的临床意义。

【答案分析】蜂蜜具有补气和润肺的功效，蜜炙可增强药物的补气作用或润肺作用；酒具有温通经络的作用，酒炙可增强药物的活血作用；酸味入肝，醋炙可增强入肝止痛作用；咸味入肾，盐炙可引药入肾和增强补肾作用；生姜是"呕家圣药"，姜汁炙可增强止呕作用。

3. 举例说明炒黄、炒焦、炒炭的含义及目的。

【正确答案】①炒黄是将药物炒至表面微黄或能嗅到药物固有的气味为度，如炒牛蒡子、炒苏子等。②炒焦是将药物炒至表面焦黄，内部淡黄为度，如焦山楂、焦白术等。③炒炭是将药物炒至外部枯黑，内部焦黄为度，如艾叶炭、地榆炭等。炒黄、炒焦的目的是使药材宜于粉碎加工、缓和药性或煎煮时有效成分易于溶出。炒炭的目的是增强其收敛止血、止泻的作用，或缓和药物的烈性或副作用。

【易错答案】对炒法的意义描述不准确。

【答案分析】炒黄的目的是干燥药材、宜于粉碎加工、缓和药性，炒焦的目的是增强药物的健胃消食作用；炒炭是为增强药物的收敛固涩功效，如止血、止泻作用。

第四章 中药的性能

◎ 重点 ◎

（一）四气

1. 四气的概念

寒、热、温、凉四种性质，又称四性，它反映了药物对人体阴阳盛衰、寒热变化的作用倾向。

2. 四气的作用

温热药具有温热、散寒、补阳等作用；寒凉药具有清热、泻火、滋阴等作用。

3. 四气的确立依据

药物作用于人体所产生的不同反应和所获得的不同疗效而总结出来的，与所治疾病的性质是相对而言。

4. 四气的临床意义

"寒者热之，热者寒之"。温热药用治阴寒证，寒凉药用治阳热证。

（二）五味

1. 五味的概念

药物的酸、苦、甘、辛、咸五种味道，也是对药物不同功能的高度概括。另外，涩附于酸，淡附于甘。

2. 确立依据

口尝实践真实滋味和药效归纳。

3. 五味的作用及适应证

辛：能散，能行。

甘：能补，能和，能缓。

苦：能泄，能燥，能坚。

酸：能收，能涩。

咸：能下，能软。

涩：同酸味。

淡：能渗，能利。

（三）升降浮沉

1. 升降浮沉的概念

升,是上升提举;降,是下达降逆;浮,是向外发散;沉,是向内收敛。

2. 影响药物升降浮沉的主要因素

药物的质地、药物的性味、配伍和炮制。

3. 升降浮沉的临床意义

药物具有升降浮沉的性能,可以调整脏腑气机的紊乱,使之恢复正常的生理功能,或作用于机体的不同部位,因势利导,驱邪外出,从而达到治愈疾病的目的。

(四)归经

1. 归经的概念

药物对于机体某部分的选择性作用,即某药对某些脏腑经络有特殊的亲和作用,对这些部位的病变起着主要或特殊的治疗作用。

2. 归经的确立

以脏腑经络学说为基础,以药物所治疗的具体病证为依据。

3. 归经的临床意义

掌握归经便于临床辨证用药,有助于区别功效相似的药物,运用归经理论指导临床用药,还要依据脏腑经络相关学说。

(五)毒性

1. 毒性的概念

古代毒性的含义较广,毒药是药物的总称,毒性是药物的偏性,又认为毒性是药物毒副作用大小的标志。

2. 引起中药中毒的原因

一是剂量过大,二是误服伪品,三是炮制不当,四是制剂服法不当,五是配伍不当。

3. 认识药物的毒性的意义

①在应用毒药时要针对体质的强弱、疾病部位的深浅,恰当选择药物并确定剂量,中病即止,不可过服,以防止过量和蓄积中毒。②根据中医"以毒攻毒"的原则,在保证用药安全的前提下,也可采用某些毒药治疗某些疾病,让有毒中药更好地为临床服务。③掌握中药的毒性及其中毒后的临床表现,便于诊断中毒原因,以便及时采取合理、有效的抢救治疗手段,对于搞好中药中毒抢救工作具有十分重要的意义。

◎ 难点 ◎

1. 五味的作用及适应证

甘:"能补,能和,能缓"。其中,"能缓"是记忆的难点,甘味能缓急止痛,用于气血不足不能濡养所致的脘腹四肢挛急作痛。

苦:"能泄,能燥,能坚"。其中,"能坚"是记忆的难点,苦能泻火存阴,用于肾阴虚火旺证。

2. 影响药物升降浮沉的主要因素

药物的质地、药物的性味、配伍和炮制。

3.归经的确立

以脏腑经络学说为基础,以药物所治疗的具体病证为依据。

4.毒性的概念

古代毒性的含义较广,毒药是药物的总称,毒性是药物的偏性,又认为毒性是药物毒副作用大小的标志。

5.引起中毒的原因

一是剂量过大,二是误服伪品,三是炮制不当,四是制剂服法不当,五是配伍不当。

常见试题

(一)单选题

1.善治阳明经头痛的药物是

A.白芷 B.柴胡 C.吴茱萸
D.羌活 E.细辛

【正确答案】A

【易错答案】E

【答案分析】羌活善治太阳经头痛,柴胡善治少阳经头痛,吴茱萸善治厥阴头痛,细辛善治少阴经头痛,白芷善治阳明经头痛,故答案应选A项。

2.苦味药的作用是

A.能和能缓 B.能燥能泄 C.能下能软
D.能收能涩 E.能行能散

【正确答案】B

【易错答案】C

【答案分析】苦味药的作用是"能泄、能燥、能坚",即具有清泄火热、泄降气逆、通泄大便、燥湿、坚阴等作用,故答案应选B项。

3.淡味药的作用是

A.能和能缓 B.能下能软 C.能燥能泄
D.能收能涩 E.能渗能利

【正确答案】E

【易错答案】A

【答案分析】淡味药的作用是"能渗、能利",即具有渗湿,利小便的作用,故答案应选E项。

4.治疗筋脉拘急疼痛的药物多具有

A.辛味 B.甘味 C.酸味

D. 苦味 E. 咸味

【正确答案】B

【易错答案】C

【答案分析】甘味药的作用是"能补、能和、能缓",即具有补益、和中、调和药性和缓急止痛的作用,故答案应选B项。辛散药具有行气活血作用,可用治血瘀气滞所致疼痛,因而A项是常见的错误选项。

5. 具有收敛固涩作用的是

A. 酸味 B. 咸味 C. 辛味
D. 苦味 E. 淡味

【正确答案】A

【易错答案】D

【答案分析】酸味药"能收、能涩",具有收敛、固涩的作用,故答案应选A项。

6. 涩味药多用于治疗

A. 胃热消渴 B. 水肿、小便不利 C. 胸胁苦满
D. 恶心呕吐 E. 虚汗、遗精滑精

【正确答案】E

【易错答案】B

【答案分析】涩味与酸味作用相似,均具有收敛固涩之功,多用治虚汗、遗精、滑精、尿频等体虚不固,滑脱不禁之证,故答案应选E项。

7. 具有沉降性质的性味是

A. 苦温 B. 辛温 C. 苦寒
D. 甘寒 E. 咸温

【正确答案】C

【易错答案】D

【答案分析】一般来讲,味属苦、酸、咸,性属寒、凉的药物,大多为沉降药,故答案应选C项。

8. 具有升浮性质的性味是

A. 甘、辛、凉 B. 辛、苦、热 C. 辛、甘、温
D. 淡、甘、寒 E. 以上都不是

【正确答案】C

【易错答案】B

【答案分析】一般来讲,味属辛、甘,性属温、热的药物,大多为升浮药,故答案应选C项。而B项是出题设计的陷阱,是常见的错误选项。

9. 治疗胁痛易怒、抽搐惊悸等证当选用

A. 归心经的药物 B. 归肝经的药物 C. 归肺经的药物

D. 归肾经的药物　　　　　　　　E. 归脾经的药物

【正确答案】B

【易错答案】E

【答案分析】肝的主要生理功能是主疏泄，主藏血，其经脉布于两胁，且肝主筋。若肝失疏泄，气机不通，可见两胁胀痛，烦躁易怒；若肝血不足，筋失所养，可见抽搐；肝血不足，心血亏损，则神不守舍，可见惊悸等证，一般选用归肝经的药物治疗，故答案为B项。

10. 属于"疗寒以热药"治疗原则的是

　　A. 用附子、干姜治疗腹中冷痛、脉沉无力
　　B. 用猪苓、茯苓治疗水肿、小便不利
　　C. 用黄芩、板蓝根治疗发热口渴、咽痛
　　D. 用山茱萸、五味子治疗虚汗、遗精
　　E. 用麻黄、薄荷治疗表证

【正确答案】A

【易错答案】C

【答案分析】"疗寒以热药"是指用温热药治疗阴寒疾病，五个备选项中附子、干姜是温热药，腹中冷痛、脉沉无力是寒性疾病，因而附子、干姜治疗腹中冷痛、脉沉无力是"疗寒以热药"的代表案例，因而答案是A项，误解"疗寒以热药"的含义常误选C项。

11. 朱砂能治疗心悸失眠，具有重镇安神之功，其归经为

　　A. 归心经　　　　　　B. 归肝经　　　　　　C. 归脾经
　　D. 归肺经　　　　　　E. 归肾经

【正确答案】A

【易错答案】B

【答案分析】确定药物归经的依据是所治的病证，因为心主神明，用于治疗心神不安所致的心悸失眠的药物，多归于心经，故答案是A项。

12. 甘味药的作用是

　　A. 发散、行气、行血　　B. 收敛固涩　　　　　C. 软坚散结、泻下
　　D. 补益、和中、缓急　　E. 渗湿利水

【正确答案】D

【易错答案】E

【答案分析】甘味药的作用是"能补、能和、能缓"，即具有补益、和中、调和药性和缓急止痛的作用，故答案是D项。淡味"能渗，能利"，虽然淡附于甘味，但甘味无渗湿利水作用。故E项是常见的错误选项。

13. 四气的确定是

　　A. 从人体的感官感觉出来的

B. 从疾病的性质中总结出来的

C. 从药物作用于人体所发生的反应和所获得的不同疗效中概括出来的

D. 从季节的不同变化结出来的

E. 以上都不是

【正确答案】C

【易错答案】B

【答案分析】四气是由药物作用于人体所产生的不同反应和所获得的不同疗效而总结出来的，它与所治疾病的寒热性质是相对而言的，故答案应选C项。

（二）多选题

1. 中药性能的基本内容包括

A. 四气　　　　　　B. 五味　　　　　　C. 升降浮沉

D. 归经　　　　　　E. 毒性

【正确答案】ABCDE

【易错答案】漏选一项或多项。

【答案分析】中药性能的基本内容包括：四气、五味、升降浮沉、归经、毒性等，故答案应选ABCDE。

2. 苦味药的作用有哪些

A. 清泄火热　　　　B. 坚阴　　　　　　C. 通泄大便

D. 泄降气逆　　　　E. 燥湿

【正确答案】ABCDE

【易错答案】漏选一项或多项。

【答案分析】苦"能泄、能燥、能坚"，具有清泄火热、泄降气逆、通泄大便、燥湿、坚阴等作用，故答案应选ABCDE。

3. 温热药的功效有哪些

A. 清热解毒　　　　B. 凉血解毒　　　　C. 温里散寒

D. 补火助阳　　　　E. 回阳救逆

【正确答案】CDE

【易错答案】错选或漏选。

【答案分析】一般来讲，温热药具有温里散寒、暖肝散结、补火助阳、温经通络、引火归元、回阳救逆等作用，故答案应选CDE。

4. 影响升降浮沉的主要因素有哪些

A. 四气　　　　　　B. 五味　　　　　　C. 药物质地

D. 配伍　　　　　　E. 炮制

【正确答案】ABCDE

【易错答案】漏选一项或多项。

【答案分析】影响药物升降浮沉的因素主要与四气五味、药物质地有密切关系，并受到炮制和配伍的影响，故答案应选ABCDE。

5. 升浮药物的作用有哪些
   A. 升阳发表　　　　B. 消导积滞　　　　C. 温里散寒
   D. 涌吐　　　　　　E. 开窍

【正确答案】ACDE

【易错答案】错选或漏选。

【答案分析】一般升浮药物的作用有疏散解表、宣毒透疹、解毒消疮、宣肺止咳、温里散寒、暖肝散结、温通经脉、通痹散结、行气开郁、活血消癥、开窍醒神、升阳举陷、涌吐等，而消导积滞为沉降药所具有的作用，故答案应选ACDE。

6. 沉降药物的作用有哪些
   A. 泻下　　　　　　B. 清热　　　　　　C. 重镇安神
   D. 收敛　　　　　　E. 止咳平喘

【正确答案】ABCDE

【易错答案】漏选一项或多项。

【答案分析】一般沉降药的作用有清热泻火、泻下通便、利水渗湿、重镇安神、平肝潜阳、息风止痉、降逆平喘、止呕、止呃、消积导滞、固表止汗、敛肺止咳、涩肠止泄、固崩止带、涩精止遗、收敛止血、收湿敛疮等，故答案应选ABCDE。

7. 寒凉药的作用有哪些
   A. 凉肝息风　　　　B. 清心开窍　　　　C. 温经通络
   D. 温里散寒　　　　E. 清热化痰

【正确答案】ABE

【易错答案】错选或漏选。

【答案分析】一般来讲，寒凉药具有清热泻火、清热解毒、泻热通便、清心开窍等作用，故答案应选ABE。

8. 药性属于寒凉的药物有哪些
   A. 郁金　　　　　　B. 紫苏　　　　　　C. 柴胡
   D. 人参　　　　　　E. 丹参

【正确答案】ACE

【易错答案】错选或漏选。

【答案分析】结合药物功效，柴胡可退热解表，郁金、丹参有凉血作用，柴胡、郁金、丹参是寒凉药。人参是甘温补气药，紫苏可解表散寒，人参、紫苏是温热药。因而答案是ACE。

(三)简答题

1. 何谓中药的性能？中药药性理论的基本内容有哪些？

【正确答案】中药的性能是中药作用的基本性质与特征的高度概括，也是中医药理念指导下认识和使用中药，并用以阐明其药效机制的理论依据，它包括药物发挥疗效的物质基础和治疗过程中所体现出来的作用。中药药性理论的基本内容包括四气、五味、升降浮沉、归经、有毒无毒等。

【易错答案】中药的性能概念不准确。

【答案分析】中药的性能包括两方面：一是药物的性质，一是药物的功效。药物的性质是药物发挥疗效的物质基础，药物的功效是药物在治疗过程中体现出的作用。

2. 简述中药防治疾病的基本作用。

【正确答案】药物治病的基本作用不外是扶正祛邪，消除病因，恢复脏腑的正常生理功能，纠正阴阳气血偏盛偏衰的病理现象，使之最大程度上恢复到正常状态，达到治愈疾病，恢复健康的目的。

【易错答案】中药防治疾病的基本作用不全面。

【答案分析】中药治病的基本作用有三：一是扶正祛邪，二是消除病因，三是恢复脏腑的正常功能。

3. 简述中药防治疾病的基本原理。

【正确答案】中医学认为任何疾病的发生发展过程都是致病因素作用于人体，引起机体正邪斗争，从而导致阴阳气血偏盛偏衰或脏腑经络功能活动失常的结果。药物之所以能够针对病情，发挥治疗作用，是由于药物本身各自具有若干特性和作用，前人称之为药物的偏性，也是说以药物的偏性来纠正疾病所表现出来阴阳的偏盛偏衰，即"以偏纠偏"。

【易错答案】混淆中药治病的基本原理与基本作用。

【答案分析】中药治病的基本原理是"以偏纠偏"，即以药物的偏性来纠正人体疾病所表现出来阴阳的偏盛偏衰。

4. 简述辛味药的作用及主治病证。

【正确答案】辛味药"能散，能行"，具有发散、行气、行血的作用。辛味药多用治表证及气血阻滞之证。

【易错答案】辛味药的作用与适应证不全面。

【答案分析】辛味药作用有三个方面，具有发散表邪和行气行血的作用。因此解表药和行气药、活血药具有辛味。其主治病证也是解表药、行气药和活血药的适应证。

5. 何谓归经？中药归经理论的形成基础和确定依据是什么？

【正确答案】归经是药物作用的定位概念，即表示药物作用部位。归是作用的归属，经是脏腑经络的概称。归经是指药物对于机体某脏腑经络的选择性作用，是药性理论基本内容之一。中药归经理论的形成是在中医基本理论指导下，以脏腑经络理论为基础，以药物所治疗的具体病证为依据，经过长期临床实践总结出来的用药理论。

【易错答案】经常搞错归经理论的基础与依据。

【答案分析】归经是指药物的作用部位。以理论为基础，以实践为依据。

6. 试述中药归经对临床的指导意义。

【正确答案】①归经理论为临床辨证用药提供了方便，即根据疾病的临床表现，通过辨证审因，诊断出病变所在脏腑经络部位，按照归经来选择适当药物进行治疗。②归经理论对相似药物的鉴别应用有十分重要的意义。

【易错答案】中药归经的临床意义描述不准确。

【答案分析】其临床意义有二：一是归经有助于定向用药，有的放矢，提高疗效。二是有助于区别功效相似的药物。

7. 简述产生中药中毒的主要原因。

【正确答案】产生中药中毒的主要原因为：①剂量过大或时间过长；②误服伪品；③炮制不当；④制剂服法不当，或服后受寒、进食生冷；⑤配伍不当。此外，还有药不对证、自行服药、乳母用药及个体差异多是引起中毒的原因。

【易错答案】中药中毒的主要原因描述不全面。

【答案分析】中药中毒的原因有五个，从剂量、炮制、制剂、配伍、真伪等五个方面使用不当，常导致中毒。

8. 试述中药四气理论对临床的指导意义。

【正确答案】"寒者热之，热者寒之"，"疗寒以热药，疗热以寒药"为药物四气理论指导临床用药的基本原则。具体而言，温热药多用治中寒腹痛、寒疝作痛、阴寒水肿、风寒痹证、血寒经闭等一系列阴寒证；而寒凉药则主要用于实热烦渴、血热吐衄、火毒疮疡、热结便秘、热淋涩痛、痰热喘咳等一系列阳热证。总之，寒凉药用治阳热证，温热药用治阴寒证，这是临床必须遵循的用药原则。反之，如果寒凉药用治阴寒证，温热药用治阳热证，必然导致病情进一步恶化，甚至引起死亡。

【易错答案】中药四气理论的临床意义论述不准确。

【答案分析】寒凉药用治阳热证，温热药用治阴寒证，这是临床必须遵循的用药原则，围绕这个原则展开论述。

9. 试述中药升降浮沉理论对临床的指导意义。

【正确答案】掌握升降浮沉的性能，可以更好地指导临床用药，以调整脏腑气机的紊乱，使之恢复正常的生理功能，或作用于机体的不同部位，因势利导，驱邪外出，从而达到治愈疾病的目的。具体而言，病变部位在上在表者宜升浮不宜沉降；病变部位在下在里者宜沉降不宜升浮；病势上逆者，宜降不宜升；病势下陷，宜升不宜降。总之，必须针对疾病发生部位上、下、表、里的区别，病势上逆、下陷的区别，根据药物升降浮沉的不同特性，恰当选用药物，这也是指导临床用药必须遵循的重要原则。

【易错答案】升降浮沉理论对临床的指导意义不准确。

【答案分析】有关升降浮沉的临床意义,"同病位,逆病势",与病位同向,即病位在上,应选择升浮的药物;与病势相反,即病势向上,应选择沉降的药物。

10. 为什么必须把四气、五味、升降浮沉、归经结合起来全面分析,才能准确地掌握药性。

【正确答案】四气、五味、升降浮沉、归经同是药性理论的重要组成部分,四气、五味说明药物具有不同的寒热属性和治疗作用,升降浮沉说明药物的作用趋向,归经则明确了药物定位概念,故在应用时必须结合起来全面分析,才能准确地掌握药性,指导临床用药。

【易错答案】不会结合四气、五味等有关意义回答本题。

【答案分析】四气、五味说明药物具有不同的寒热属性和治疗作用,升降浮沉说明药物的作用趋向,归经则明确了药物的作用部位。四气、五味、升降浮沉、归经同是药性理论的重要组成部分,分别从不同角度反映了药物的药性特点,必须全面认识,才能准确掌握药性。

11. 试述掌握中药毒性对指导临床用药的意义。

【正确答案】①在应用毒药时要针对体质的强弱、疾病部位的深浅,恰当选择药物并确定剂量,中病即止,不可过服,以防止过量和蓄积中毒。②根据中医"以毒攻毒"的原则,在保证用药安全的前提下,也可采用某些毒药治疗某些疾病,让有毒中药更好地为临床服务。③掌握药物的毒性及其中毒后的临床表现,便于诊断中毒原因,以便及时采取合理、有效的抢救治疗手段,对于搞好中药中毒抢救工作具有十分重要的意义。

【易错答案】中药毒性对临床用药的临床意义掌握不全面。

【答案分析】一是在使用有毒药物时,针对常见的中毒原因以避免中毒。二是有毒药物用于治疗某些疾病有较好疗效。三是万一中毒时应及时抢救。

第五章　中药的配伍

◎ 重点 ◎

1. 中药配伍的概念

按照病情的不同需要和中药的药性功用特点，有选择地将两种或两种以上的药物配合在一起应用。

2. 中药配伍的意义

增强疗效，兼顾病情，减少毒副作用。

3. 各种配伍关系的含义及配伍意义

（1）单行：单用一味中药治疗某种病情单一的疾病。

（2）相须：两种性能功效类似的中药配合使用，可以增强原有药物的功效。

（3）相使：以一种中药为主，另一种中药为辅，两药合用，辅药可提高主药的功效。

（4）相畏：一种中药的毒性或副作用能被另一种中药所降低或消除。

（5）相杀：一种中药能够降低或消除另一种中药的毒性或副作用。

（6）相恶：一种中药能使另一种中药的功效降低，甚至丧失。

（7）相反：两种中药同用能产生或增强剧烈的毒性或副作用。

4. 中药配伍的临床意义

相须、相使可以协同作用，能提高药效，是临床常用的配伍方法。相畏、相杀可以减轻或消除毒副作用，以保证用药安全，是使用毒副作用较强的配伍方法。相恶是因为中药的拮抗作用，抵消或削除其中一种中药的功效；相反是中药相互作用，能产生或增强毒性反应或强烈的副作用，故相恶、相反是中医配伍用药的禁忌。

◎ 难点 ◎

相畏与相杀的概念及临床意义

相畏：一种中药的毒性或副作用能被另一种中药所降低或消除。

相杀：一种中药能够降低或消除另一种中药的毒性或副作用。

相畏与相杀是非常容易混淆的一对概念，实际上是一种配伍的两种说法。结合药物举例，"半夏畏生姜"和"生姜杀半夏"理解并区分两个概念。

常见试题

（一）单选题

1. 黄芪与茯苓配伍，茯苓能增强黄芪补气利水的功效，这种配伍关系属于

  A. 相须　　　　　　　　B. 相使　　　　　　　　C. 相畏

  D. 相杀　　　　　　　　E. 相恶

【正确答案】B

【易错答案】A

【答案分析】黄芪配茯苓治脾虚水肿，黄芪为健脾益气、利尿消肿的主药，茯苓淡渗利湿，可增强黄芪益气利尿的作用，这种配伍关系属于相使，故答案应选B项。

2. 两种中药合用，一种中药能降低另一种中药的功效，这种配伍关系属于

  A. 相反　　　　　　　　B. 相使　　　　　　　　C. 相畏

  D. 相杀　　　　　　　　E. 相恶

【正确答案】E

【易错答案】C

【答案分析】相恶是指两种中药合用，一种中药能够消除另一种中药的功效，故答案应选E项。

3. 两种中药配伍能产生剧烈的毒性反应或副作用，这种配伍关系属于

  A. 相须　　　　　　　　B. 相使　　　　　　　　C. 相反

  D. 相杀　　　　　　　　E. 相恶

【正确答案】C

【易错答案】E

【答案分析】相反是指两种中药同用能产生剧烈的毒副作用，故答案应选C项。

4. 人参配莱菔子，莱菔子能消弱人参的补气作用，这种配伍关系属于

  A. 相须　　　　　　　　B. 相使　　　　　　　　C. 相畏

  D. 相恶　　　　　　　　E. 相杀

【正确答案】D

【易错答案】E

【答案分析】人参恶莱菔子，是指人参与莱菔子配伍同用，莱菔子能削弱人参的补气作用，这种配伍关系属于相恶，故答案应选D项。

5. 生姜可以抑制半夏的毒副作用，这种配伍关系属于

  A. 相须　　　　　　　　B. 相使　　　　　　　　C. 相畏

  D. 相恶　　　　　　　　E. 相杀

【正确答案】E

【易错答案】C

【答案分析】一种中药能消除另一种中药的毒副作用，这种配伍关系属于相杀，故答案应选 E 项。相畏与相杀是一种配伍关系的两种说法，常常把相杀与相畏的概念搞混，因而 C 项是常见的错误选项。"生姜杀半夏"，可以结合药物便于记忆。

6. 半夏的毒副作用能被生姜所降低或消除，这种配伍关系属于

A. 相须　　　　　　B. 相使　　　　　　C. 相畏
D. 相恶　　　　　　E. 相杀

【正确答案】C

【易错答案】E

【答案分析】一种中药的毒性或副作用能被另一种中药所降低或消除。故答案应选 C 项。相畏与相杀是一种配伍关系的两种说法，常常把相杀与相畏的概念搞混，因而 E 项是常见的错误选项。"半夏畏生姜"，可以结合药物便于记忆。

（二）多选题

1. 中药配伍的目的是

A. 增强疗效　　　　B. 减轻毒性　　　　C. 扩大治疗范围
D. 适应复杂病情　　E. 改变药物的味

【正确答案】ABCD

【易错答案】错选或漏选。

【答案分析】中药配伍应用能适应复杂病情，增强疗效，减轻毒性，扩大治疗范围，但不能改变药物的味，故答案应选 ABCD。

2. 使用毒副作用较强的药物应考虑的配伍方法是

A. 相须　　　　　　B. 相使　　　　　　C. 相畏
D. 相杀　　　　　　E. 相反

【正确答案】CD

【易错答案】错选或漏选。

【答案分析】相畏、相杀可以减轻或消除毒副作用，以确保用药安全，是使用毒副作用较强药物的配伍方法，也可用于有毒中药的炮制及中毒解救，故答案应选 CD。

3. 属于相使的配伍关系是

A. 金钱草与雷公藤　　B. 石膏与牛膝　　　　C. 生姜与黄芩
D. 黄连与木香　　　　E. 枸杞与菊花

【正确答案】BDE

【易错答案】错选或漏选。

【答案分析】金钱草可杀雷公藤毒，属于相杀的配伍关系；生姜配黄芩，黄芩能消弱生姜的温胃止呕的作用，属于相恶的配伍关系。石膏与牛膝配伍，牛膝引火下行，可增强石膏清火止

痛的作用；黄连与木香配伍，木香能增强黄连清热燥湿之功；菊花清肝明目，可增强枸杞的补虚明目作用，这些药物属于相使的配伍关系，故答案应选BDE。

(三) 简答题

1. 试述中药配伍关系对指导临床用药的意义。

【正确答案】相须、相使可以起到协同作用，能提高药效，是临床常用的配伍方法。相畏、相杀可以减轻或消除毒副作用，以保证安全用药，是使用毒副作用较强药物的配伍方法，也可用于有毒中药的炮制及中毒解救。相恶则是因为中药的拮抗作用，抵消或削弱其中一种中药的功效；相反则是中药相互作用，能产生或增强毒性反应或强烈的副作用，故相恶、相反则是配伍用药的禁忌。

【易错答案】对中药配伍关系指导临床用药的意义描述不准确。

【答案分析】中药配伍的临床意义是实际上回答了在临床上哪些配伍能用、哪些配伍不能用的问题。结合各自的概念，相须、相使能提高功效，兼顾病情，因而临床常用。相畏、相杀有助于有毒药物的解毒，也是临床常用的配伍方法。相恶、相反则是配伍用药的禁忌。

2. 何谓相须？试举例说明。

【正确答案】相须就是两种性能功效类似的中药配合应用，可以增强原有药物的功效。它构成了复方用药的配伍核心，是中药配伍应用的主要形式之一。如麻黄配桂枝，能增强发汗解表、祛风散寒的作用。

【易错答案】相须的概念不准确，举例不恰当。

【答案分析】相须是两种性能功效相似的中药的配合使用。相须药物的配伍多是源自古代名方的，如麻黄汤中麻黄与桂枝的配伍属于相须配伍。

3. 何谓中药的"七情"？

【正确答案】前人把单行及其相须、相使、相畏、相杀、相恶、相反六种配伍关系，合称中药的七情。

【易错答案】对"七情"所指不全面，有的甚至混淆中药的七情与中医基础理论的七情。

【答案分析】中药的"七情"是七种药物的使用情况。单行是一种中药的使用，不属于配伍。相须是指两种性能功效相似的中药一起使用。相使是指一种中药为主，一种中药为辅，辅药可增强主药的作用。相畏相杀是有毒中药与解毒中药的使用。相恶是一种中药能降低另一种中药的功效。相反是两种中药一起使用能产生毒副作用。这些皆属于中药的七情。

第六章　中药的用药禁忌

◎ **重点** ◎

1."十八反"的内容

乌头(包括川乌、草乌、附子)反浙贝母、川贝母、平贝母、伊贝母、湖北贝母、瓜蒌、瓜蒌皮、瓜蒌子、天花粉、半夏、白及、白蔹；甘草反甘遂、京大戟、红大戟、芫花，藜芦反人参、西洋参、党参、丹参、玄参、南沙参、北沙参、苦参、细辛、白芍、赤芍。

2."十九畏"的内容

硫黄畏朴硝（芒硝），水银畏砒霜，狼毒畏密陀僧，巴豆畏牵牛，丁香畏郁金，川乌、草乌畏犀角，牙硝（芒硝）畏三棱，官桂畏赤石脂，人参畏五灵脂。

3.证候禁忌的概念及内容

4.妊娠用药禁忌的概念，妊娠禁忌药的分类及使用原则

妊娠用药禁忌是指妇女妊娠期治疗用药的禁忌。一般可分为慎用与禁用两大类。慎用药物包括通经去瘀、行气破滞及辛热滑利之品。禁用药物是指毒性较强或药性猛烈及堕胎作用较强的药物。

5.服药饮食禁忌

◎ **难点** ◎

1."十八反"的内容

乌头所指包括川乌、草乌、附子。贝母所指包括浙贝母、川贝母、平贝母、伊贝母、湖北贝母。瓜蒌所指包括瓜蒌、瓜蒌皮、瓜蒌子、天花粉。人参所指包括人参、西洋参、党参。"诸参辛芍叛藜芦"中诸参指的是人参、丹参、玄参、苦参、沙参等多种药物。

2."十九畏"的内容

3.妊娠用药禁忌的概念，妊娠禁忌药的分类及使用原则

妊娠慎用药物有通经去瘀、行气破滞及辛热滑利之品。禁用药物是毒性较强或药性猛烈及堕胎作用较强的药物。

常见试题

（一）单选题

1.与乌头相反的药物应除外

A. 玄参 B. 白及 C. 贝母
D. 瓜蒌 E. 半夏

【正确答案】A

【易错答案】B、C

【答案分析】乌头反贝母、瓜蒌、半夏、白及、白蔹，而玄参不与乌头相反，故答案应选A项。误解题目要求，常误选其他答案。

2. 属于十八反的配伍药对是

A. 甘草与海藻 B. 丁香与郁金 C. 人参与五灵脂
D. 三棱与莪术 E. 川芎与牛膝

【正确答案】A

【易错答案】B、C

【答案分析】甘草与海藻配伍属于十八反的内容，而丁香与郁金、人参与五灵脂的配伍属于十九畏的内容，而三棱与莪术、川芎与牛膝配伍不属于配伍禁忌，故答案应选A项。

3. 属于十九畏的配伍药对是

A. 川乌与草乌 B. 桃仁与红花 C. 官桂与赤石脂
D. 乌头与贝母 E. 甘草与甘遂

【正确答案】C

【易错答案】D、E

【答案分析】官桂与赤石脂配伍属于十九畏内容，而乌头与贝母、甘草与甘遂配伍属于十八反内容，川乌与草乌、桃仁与红花配伍不属于配伍禁忌，故答案应选C项。

4. 胸痹患者最应忌食的是

A. 鱼、虾、蟹等腥膻发物 B. 肥肉、脂肪、动物内脏 C. 食盐过多的食物
D. 咖啡、茶 E. 胡椒、辣椒、大蒜

【正确答案】B

【易错答案】D、E

【答案分析】胸痹患者最应忌食肥肉、脂肪、动物内脏，答案应选B项。

5. 不宜与瓜蒌同用的药物是

A. 乌头 B. 甘草 C. 三棱
D. 芒硝 E. 藜芦

【正确答案】A

【易错答案】B

【答案分析】十八反中，乌头反瓜蒌，故正确答案是A项。

（二）多选题

1. 用药禁忌包括

A. 配伍禁忌　　　　　B. 妊娠禁忌　　　　　C. 饮食禁忌
D. 炮制禁忌　　　　　E. 证候禁忌

【正确答案】ABCE

【易错答案】错选或误选。

【答案分析】中药的用药禁忌主要包括配伍禁忌、证候禁忌、妊娠禁忌和服药时的饮食禁忌四个方面，故答案应选 ABCE。

2. 与藜芦相反的药物有

A. 人参　　　　　　　B. 细辛　　　　　　　C. 玄参
D. 沙参　　　　　　　E. 丹参

【正确答案】ABCDE

【易错答案】漏选一项或多项。

【答案分析】十八反中，藜芦反人参、丹参、玄参、沙参、细辛、芍药，故答案应选 ABCDE。

3. 妊娠慎用药有哪些

A. 牛膝　　　　　　　B. 白术　　　　　　　C. 大黄
D. 红花　　　　　　　E. 附子

【正确答案】ACDE

【易错答案】错选或误选。

【答案分析】牛膝、大黄、红花、附子属于妊娠慎用药，白术具有健脾益气安胎之功，不属于妊娠用药禁忌，故答案应选 ACDE。

（三）简答题

1. 简述"十八反"的主要内容。

【正确答案】"十八反"的主要内容是：乌头（包括川乌、草乌、附子）反浙贝母、川贝母、平贝母、伊贝母、湖北贝母、瓜蒌、瓜蒌皮、瓜蒌子、天花粉、半夏、白及、白蔹；甘草反甘遂、京大戟、红大戟、芫花，藜芦反人参、西洋参、党参、丹参、玄参、南沙参、北沙参、苦参、细辛、白芍、赤芍。

【易错答案】对"十八反"的内容描述不全面准确，所涉及药物表达不全面。

【答案分析】对十八反的所涉及药物，可根据药品来源和种类联系记忆，并结合歌诀进行记忆。"半蒌贝蔹及攻乌"：乌头反贝母、瓜蒌、半夏、白及、白蔹。其中，乌头具体包括川乌、草乌、附子。贝母所指包括浙贝母、川贝母、平贝母、伊贝母、湖北贝母。瓜蒌所指包括瓜蒌、瓜蒌皮、瓜蒌子、天花粉。"藻戟遂芫俱战草"：甘草反甘遂、大戟、海藻、芫花。其中大戟分为京大戟和红大戟两种。"诸参辛芍叛藜芦"：藜芦反人参、丹参、玄参、沙参、苦参、细辛、芍药。其中，诸参指的是人参、丹参、玄参、沙参、苦参。人参所指包括人参、西洋参、党参。沙参分为南沙参和北沙参两种，芍药分为白芍和赤芍两种。

2. 试述妊娠用药禁忌的一般原则。

【正确答案】根据药物对于胎元损害程度的不同,妊娠用药禁忌一般可分为慎用与禁用两大类。慎用的药物包括活血化瘀药、行气药、攻下导滞药及药性辛热的温里药以及性质滑利之品,如桃仁、牛膝、大黄、附子、木通等。而禁用的药物是指毒性较强的药、药性猛烈的药以及堕胎作用较强的药物,如巴豆、麝香、三棱、莪术、砒霜等。

【易错答案】对妊娠用药禁忌的原则描述不准确。

【答案分析】对孕妇特殊人群用药时,活血药、行气药当然是慎用,以免引起滑胎。大寒大热等药性峻猛的药物,亦要慎用。禁用药物多是有毒药物。

3. 简述"十九畏"的主要内容。

【正确答案】"十九畏"的主要内容是:硫黄畏朴硝(芒硝),水银畏砒霜,狼毒畏密陀僧,巴豆畏牵牛,丁香畏郁金,川乌、草乌畏犀角,牙硝(芒硝)畏三棱,官桂畏赤石脂,人参畏五灵脂。

【易错答案】对"十九畏"的内容描述不全面准确。

【答案分析】"十九畏"是对"十八反"的补充。"十九畏"的"畏"指的是相反,而不是"相畏"的"畏"。十九畏所指的这些药物一起使用常产生毒副作用。

第七章 中药的剂量与用法

◎ 重点 ◎

1.中药剂量的含义

中药的剂量是指干燥饮片在汤剂中成人一天内的常用有效量。

2.影响中药剂量的因素

（1）药物方面：①有毒无毒；②质地的轻重；③药物的性味；④贵重药材。

（2）应用方面：①剂型，如果是丸散剂量小，汤剂量大。②方药配伍。一般单方使用的时候用量大。

（3）患者方面：①年龄、体质；②病势；③性别：女性，月经期，哺乳期；④职业；⑤生活习惯。

（4）自然环境方面：因地制宜，因时制宜。

3.常见药物的煎煮方法（包括先煎、后下、包煎、另煎、烊化、冲服等）

（1）先煎：适用于有效成分难溶于水的一些金石、矿物、介壳类的药物，另外，毒性药物久煎可减毒。

（2）后下：适用于一些气味芳香的药物，久煎有效成分易于挥发而降低药效。

（3）包煎：适用于那些黏性强、粉末状及带有绒毛的药物，宜先用纱布袋装好。

（4）另煎：适用于贵重药材，为了更好地煎出有效成分，还应单独另煎。

（5）烊化：适用于某些胶类药物及黏性大而易溶的药物，为避免入煎粘锅或黏附其他药物影响煎煮，可单用水或黄酒将此类药加热溶化，用煎好的药液冲服。

（6）冲服：适用于液体状的药物。

4.服药法

（1）服药的时间：汤剂一般每日1剂，煎2次分服，间隔4~6小时左右。具体而言，对胃有刺激的药物，宜饭后服；安神药，宜晚上服。

（2）服药方法：

①汤剂：一般宜温服。

②丸剂：颗粒较小者温开水送服。

③散剂：可用蜂蜜调和送服，或装入胶囊中吞服。

④膏剂：宜开水送服。

⑤颗粒剂、糖浆剂：颗粒剂宜开水冲服，糖浆剂可直接吞服。

◎ 难点 ◎

常见药物的煎煮方法

（1）先煎：适用于金石、矿物、介类药物，毒性药久煎可减毒。

（2）后下：适用于气味芳香的药物，煎煮的时间很短。

（3）包煎：适用于黏性强、粉末状及带有绒毛的药物。

（4）烊化：适用于某些胶类药物及黏性大而易溶的药物。

常见试题

（一）单选题

1. 入汤剂需先煎的药物是

A. 薄荷、白豆蔻　　　　B. 蒲黄、海金沙　　　　C. 人参、阿胶

D. 磁石、牡蛎　　　　　E. 车前子、蒲黄

【正确答案】D

【易错答案】C

【答案分析】磁石、牡蛎为有效成分难溶于水的矿物、介壳类药物，应打碎先煎，煮沸20~30分钟后，再下其它药物同煎，以使有效成分充分溶出，故答案应选D项。人参是贵重药物须另煎久煎，阿胶入汤剂须烊化。

2. 入汤剂需后下的药物是

A. 磁石、牡蛎　　　　　B. 蒲黄、海金沙　　　　C. 薄荷、白豆蔻

D. 人参、鹿茸　　　　　E. 芒硝、阿胶

【正确答案】C

【易错答案】B

【答案分析】薄荷、白豆蔻属气味芳香的药物，久煎其有效成分易于挥发而降低药效，须在其它药物煎煮将成时放入，煎沸3~5分钟即可，故答案应选C项。蒲黄、海金沙是粉末状药物，须包煎，也是常见的错误选项。

3. 蒲黄、旋覆花等药物入煎剂宜

A. 包煎　　　　　　　　B. 后下　　　　　　　　C. 先煎

D. 烊化　　　　　　　　E. 冲服

【正确答案】A

【易错答案】E

【答案分析】蒲黄为花粉入药，质轻，煎煮时易漂浮于药液表面，或成糊状，不便于煎煮及服用；旋覆花为花序入药，带有绒毛，易刺激咽喉引起咳嗽，故两药入煎剂时宜先用纱布袋装好，再与其它药物同煎，故答案应选A项。

4. 钩藤入汤剂宜

A. 先煎　　　　　　B. 后下　　　　　　C. 包煎
D. 另煎　　　　　　E. 烊化

【正确答案】B

【易错答案】A、C

【答案分析】钩藤的有效成分高温易破坏，因而入煎剂，不宜久煎，故答案是B项。

5. 鹿角胶服用应

A. 烊化　　　　　　B. 冲服　　　　　　C. 后下
D. 先煎　　　　　　E. 另煎

【正确答案】A

【易错答案】B

【答案分析】鹿角胶入煎剂，为避免入煎粘锅，宜烊化，故答案是A项。

（二）多选题

1. 临床上确定中药用量的主要依据是

A. 服药的季节　　　B. 所用药物的性质　　C. 患者年龄、体质、病情
D. 剂型　　　　　　E. 配伍

【正确答案】ABCDE

【易错答案】漏选一项或多项。

【答案分析】一般来讲，确定中药的剂量，应考虑到药物性质、剂型、配伍、年龄、体质、病情及季节变化等方面的因素，故答案应选ABCDE。

2. 下列哪些药物入汤剂宜先煎

A. 西洋参　　　　　B. 龟甲　　　　　　C. 龙骨
D. 牛黄　　　　　　E. 附子

【正确答案】BCE

【易错答案】错选或漏选。

【答案分析】质地坚硬的矿物、介壳类或有毒的药物入汤剂须久煎，龟甲、龙骨、附子须久煎，故答案是BCE。西洋参、牛黄入汤剂需冲服。

3. 下列哪些药物入汤剂宜后下

A. 麝香　　　　　　B. 木香　　　　　　C. 钩藤
D. 沉香　　　　　　E. 乌头

【正确答案】BCD

【易错答案】错选或漏选。

【答案分析】芳香药物木香、沉香不宜久煎，钩藤也宜后下。乌头是有毒药物，入汤剂须久煎。麝香虽是芳香药物，但不宜入煎剂，多冲服或入丸散，是常见的错误选项。

4.下列哪些药物入汤剂宜包煎

A. 辛夷　　　　　　B. 滑石　　　　　　C. 朱砂
D. 砂仁　　　　　　E. 车前子

【正确答案】ABE

【易错答案】错选或漏选。

【答案分析】辛夷有细小绒毛、车前子黏性较强、滑石是粉末状，所以宜包煎，正确答案是ABE。砂仁是芳香药物，宜后下。朱砂不宜入煎剂，宜冲服，都是常见的错误选项。

（三）简答题

1.简述中药的用量应当怎样"因人制宜"？

【正确答案】①一般老年、小儿、妇女产后及体质虚弱的患者用量宜轻，成人及平素体质壮实的患者用量宜重。②一般病情轻、病势缓、病程长者用量宜小；病情重、病势急、病程短者用量宜大。

【易错答案】对"因人制宜"的描述不准确。

【答案分析】中药的剂量要"因人制宜"：一是正气亏虚的人，如老人、小儿、妇人或久病体弱之人用量宜轻。二是与病情的关系，病情轻、病势缓、病程长者用量宜小。

2.试述药物性质与剂量的关系。

【正确答案】①剧毒药或作用峻烈的药物，应严格控制剂量，开始时用量宜轻，逐渐加量，一旦病情好转后，应当立即减量或停服，中病即止，防止过量或蓄积中毒。②花、叶、皮、枝等质轻的药物，及性味浓厚、作用较强的药物用量宜小；矿物、介壳质重沉坠，及性味淡薄、作用温和的药物用量宜大。②鲜品药材含水分较多用量宜大；干品药材用量当小。③过于苦寒的药物也不要久服过量，免伤脾胃。

【易错答案】对药物性质与剂量关系描述不全面。

【答案分析】药物的剂量与药物性质关系有三：一是与药物的质地相关。质地轻的药物，用量宜小，质地重的药物，用量宜大。二是与药物的毒性相关。有毒的药物用量宜小，中病即止。三是与药物的性味相关，药性过于峻猛的药物，用量不宜过大。

第八章 解表药

概述

◎ **重点** ◎

1. 解表药的概念

凡以发散表邪为主要功效,用以治疗表证的药物,称解表药。

2. 解表药的分类、功效与适应范围

◎ **难点** ◎

1. 解表药的性味特点

辛散轻扬,归肺、膀胱经。

2. 解表药的使用注意

常见试题

(一)单选题

1. 解表药的性味是什么

A. 酸味　　　　　　　　B. 甘味　　　　　　　　C. 辛味

D. 苦味　　　　　　　　E. 咸味

【正确答案】C

【易错答案】D

【答案分析】部分解表药具有苦味,故能燥湿,具有祛风湿等功效。因而经常错误地选择D项。结合五味学说中辛味"能散,能行"的知识点,解表药大多辛散轻扬,味辛发散,使客于肌表之外邪由汗出而解。所以解表药以辛味为主。

2. 解表药的归经是什么

A. 肺、肝经　　　　　　B. 肺、膀胱经　　　　　C. 肺、胃经

D. 脾、胃经　　　　　　E. 肝、胃经

【正确答案】B

【易错答案】A、C

【答案分析】经常错误地将B项的膀胱经理解为脏腑之膀胱，故舍B项而选其他。外邪袭人，客于肌表，因肺主皮毛，故解表药归于肺经，这点很好理解且记忆。而这里的膀胱经指的是足太阳膀胱经，主表，为一身之藩篱，故遵循经络辨证，解表药也应归于膀胱经。

（二）简答题

1. 解表药的使用注意是什么？

【正确答案】①不可过汗，以免耗伤阳气，损及津液。②不宜久煎。解表药大多芳香，久煎破坏药效。③表虚自汗、阴虚盗汗及疮疡日久、淋证、失血患者，慎用。④北方严寒地区用药宜重，南方炎热地区用药宜轻。⑤春夏腠理疏松，用量宜轻，冬季腠理致密，不易出汗，用量宜重。

【易错答案】五个要点回答不全面。尤其是第③点经常出错，为本题的难点，记忆的难点。

【答案分析】第③点使用注意，是因人制宜的用药原则。因自汗、盗汗者已经汗出，故慎用发汗药。疮疡日久、淋证、失血患者的共同病机是津液已失，阴血耗伤。"津血同源"，若再度发汗，则会加重津液的损伤，因而慎用解表药。可以将解表药使用注意的五个要点，归纳总结为"两个不可，三因制宜"来记忆。"两个不可"是指不可过汗与不可久煎。"三因制宜"是因人制宜、因时制宜、因地制宜。可参照上述要点阐述正确答案。

2. 解表药的分类与其各自的功效与适应范围是什么？

【正确答案】根据解表药的药性及功效主治差异，可分为发散风寒药及发散风热药两类。①发散风寒药性味多属辛温，辛以发散，温可祛寒，故以发散肌表风寒邪气为主要作用，主治风寒表证。部分发散风寒药分别兼有祛风止痒、止痛、止咳平喘、利水消肿、消疮等功效，又可用治风疹瘙痒、风湿痹证、咳喘以及水肿、疮疡初起等兼有风寒表证者。②发散风热药性味多辛苦而偏寒凉，辛以发散，凉可祛热，故以发散风热为主要作用。主要适用于风热感冒以及温病初起邪在卫分。部分发散风热药分别兼有清头目、利咽喉、透疹、止痒、止咳的作用，又可用治风热外袭所致目赤多泪、咽喉肿痛、麻疹不透、风疹瘙痒以及风热咳嗽等证。

【易错答案】经常出错的知识点是两类药物的兼有功效及适应证。

【答案分析】根据解表药的寒热属性不同，分为发散风寒药及发散风热药两类。各自的功效和适应范围是基本知识点，比较容易掌握。发散风寒药的兼有功效及应用，可结合部分药物的功效进行记忆，如麻黄的止咳平喘、利水消肿，荆芥的透疹消疮等。发散风热药的兼有功效及应用同样可结合具体药物进行记忆，如薄荷的清头目，利咽喉，透疹止痒等，简单地举例介绍即可。

第一节　发散风寒药

◎ 重点 ◎

1. 下列药物的性能、功效与应用

麻黄、桂枝、紫苏、荆芥、防风、羌活、白芷、细辛

2. 下列药物的功效与主治病证

生姜、香薷、辛夷

3. 下列药物的用法用量

麻黄、荆芥、细辛、辛夷

4. 下列药物的使用注意

麻黄、桂枝、羌活、香薷、细辛

5. 麻黄与桂枝、荆芥与防风等相似药物性能功用的共同点与不同点

◎ 难点 ◎

1. 下列药物的性能、功效与应用

麻黄、桂枝、紫苏、荆芥、防风、羌活、白芷、细辛

2. 下列药物的使用注意

麻黄、桂枝、羌活、香薷、细辛

3. 麻黄与桂枝、荆芥与防风等相似药物性能功用的共同点与不同点

常见试题

（一）单选题

1. 患者外感风寒，恶寒发热，头身疼痛，无汗，喘咳，脉浮紧。治疗宜首选用的药物是

A. 麻黄　　　　　　　　B. 桂枝　　　　　　　　C. 细辛

D. 杏仁　　　　　　　　E. 白前

【正确答案】A

【易错答案】C、B

【答案分析】桂枝、细辛是治疗外感风寒的常用药物。桂枝无止咳作用，不宜首选。细辛有温肺化饮功效，可治喘咳，但解表散寒作用不强，因而常错选C项。分析患者症状，恶寒、发热、无汗是典型的风寒表实证，也是麻黄发汗解表的适应证。风寒外束，腠理密闭，肺气不宣而咳喘，麻黄又能宣肺平喘，所以首选A项。

2. 患者外感风寒，恶寒发热，头痛身重，无汗，腹痛吐泻，舌苔白腻。治疗宜选用的药物是

A. 麻黄　　　　　　　　B. 桂枝　　　　　　　　C. 香薷

D. 防风　　　　　　　　E. 白芷

【正确答案】C

【易错答案】A、B、E

【答案分析】本题与上题非常相似。用治恶寒发热无汗，常习惯选用麻黄、桂枝等药物，考虑苔白腻，常错选白芷，白芷虽有燥湿的功效，但多用治湿浊带下。本题的关键在于后面的症状，分析腹痛、吐泻、苔白腻的表现，可诊断患者为外感风寒兼脾胃湿阻的证型。香薷既能解表散寒，

又能化湿和中，所以最为适宜。香薷功能化湿和中，常是香薷的考点，也是记忆的难点。

3. 患者外感风寒，恶寒发热，胸脘满闷，恶心呕逆或咳嗽痰多。治疗宜选用的药物是
A. 麻黄　　　　　　　　B. 桂枝　　　　　　　　C. 陈皮
D. 紫苏叶　　　　　　　E. 荆芥
【正确答案】D
【易错答案】C、A
【答案分析】分析本题患者的临床表现，可诊断为外感风寒，兼有脾胃气滞。紫苏叶外能解表散寒，内能行气宽中，且略兼化痰止咳之功，故选D项。麻黄、桂枝等药解表散寒之力虽强，但无行气作用，故不宜首选。

4. 治疗肺气壅遏所致喘咳的要药是
A. 杏仁　　　　　　　　B. 白前　　　　　　　　C. 川贝母
D. 瓜蒌　　　　　　　　E. 麻黄
【正确答案】E
【易错答案】A、D
【答案分析】提到治疗咳喘，常常首先想到是各种止咳平喘药，如杏仁、贝母，给正确地选择带来干扰。麻黄功能开宣肺气而止咳平喘，所以擅于治疗肺气不宣所致的各种咳喘，堪称要药。故答案是E项。

5. 不宜用于治疗虚喘的药物是
A. 沉香　　　　　　　　B. 蛤蚧　　　　　　　　C. 冬虫夏草
D. 麻黄　　　　　　　　E. 核桃仁
【正确答案】D
【易错答案】A、C、E
【答案分析】由于对非重点药物沉香、冬虫夏草、核桃仁的功效了解不深，做题时猜测的成分偏多。本题测试的知识点是麻黄的使用注意。麻黄辛温耗散，易耗气伤阴，因此肺肾虚喘的患者慎用，以免加重肺气的虚损。故答案是D项。

6. 患者风湿痹痛，尤以上半身肩痛肢节疼痛为甚，治疗宜首选的药物是
A. 防风　　　　　　　　B. 独活　　　　　　　　C. 荆芥
D. 羌活　　　　　　　　E. 川乌
【正确答案】D
【易错答案】B
【答案分析】羌活与独活的功效相似，其区别在于羌活是解表药，偏于升浮，向上向外发散风寒，故擅于解表，善治上半身风湿痹痛。而独活性偏下行，故善治下半身的风湿痹痛。故答案是D项。独活是常见的错误选项。

7. 既能发散风寒，又能疏散风热的药物是

A. 荆芥 B. 麻黄 C. 生姜
D. 紫苏 E. 桂枝

【正确答案】A

【易错答案】E

【答案分析】桂枝解表的功效特点是无论表实无汗、表虚有汗及阳虚受寒均可使用，前提是外感风寒表证。本题测试的考点是具有发散风寒与发散风热两种功效的药物。在解表药中，荆芥与防风具有这样的解表特点，长于发表散风，无论风寒表证及风热表证均可使用。故答案选A项。

8. 治疗疮疡肿痛，宜选用的药物是

A. 羌活 B. 白芷 C. 藁本
D. 细辛 E. 防风

【正确答案】B

【易错答案】D、A

【答案分析】细辛与白芷的功效相似，容易产生混淆。二者共同具有解表散寒、宣通鼻窍和祛风止痛的功效，不同的是细辛还有温肺化饮的作用，治疗肺寒咳喘。而白芷温燥之性较强，具有燥湿止带、消肿排脓的功效，用治带下证与疮疡肿痛，所以本题选B项。

9. 细辛入煎剂，用量是多少

A. 0.5~1g B. 1~3g C. 3~9g
D. 0.3~0.5g E. 0.3~1g

【正确答案】B

【易错答案】A、C

【答案分析】A项0.5~1g为细辛入散剂的用量，而题目要求的是入煎剂的用量。C项3~9g是一般药物的常用剂量，若不知细辛的用量特殊，常选此项。细辛有小毒，自古有"细辛不过钱"之说。按现代度量衡折算，一钱为3g，所以细辛入汤剂的用量为1~3g。故答案是B项。

10. 辛夷的用法是

A. 后下 B. 先煎 C. 包煎
D. 另煎 E. 冲服

【正确答案】C

【易错答案】A

【答案分析】多数解表药的用法是后下，性味芳香而不宜久煎。辛夷的来源是未开放的花蕾，上面布满绒毛，因而要包煎。故答案是C项。

11. 功能解表祛风，透疹，消疮的药物是

A. 羌活 B. 荆芥 C. 桂枝
D. 细辛 E. 防风

【正确答案】B

【易错答案】E

【答案分析】荆芥和防风均能祛风解表，用治外感表证，均能透疹，用治风疹瘙痒。荆芥还能消疮，所以本题选B项荆芥。混淆二者功效，常常误选E项防风。

（二）多选题

1. 防风可用于治疗下列哪些病证

　　A. 风疹瘙痒　　　　　　B. 风湿痹痛　　　　　　C. 风寒表证
　　D. 风热表证　　　　　　E. 破伤风

【正确答案】ABCDE

【易错答案】漏选一项或多项。

【答案分析】防风善于祛风，又能胜湿止痛，所以用治风邪或风湿所致的诸多病证，如风疹瘙痒、风湿痹证及破伤风等。防风以祛风解表为主，故而风寒、风热表证均可使用。

2. 白芷可以用治的病证有哪些

　　A. 风寒感冒　　　　　　B. 鼻渊流涕　　　　　　C. 头痛牙痛
　　D. 寒湿带下　　　　　　E. 疮疡肿毒

【正确答案】ABCDE

【易错答案】漏选一项或多项。

【答案分析】白芷具有的功效与适应证较多，是考试的重点，亦是难点。白芷解表作用一般，性芳香通鼻窍，善治风寒感冒，鼻塞流涕之证。白芷辛散温通，长于止痛，善入足阳明胃经，故善治阳明头痛及牙痛。白芷辛香温燥，善除阳明湿邪而燥湿止带，故治带下证。本品辛散温通，故能消散疮痈，用治疮痈肿毒。

3. 既能发汗解表，又能利水消肿的药物有哪些

　　A. 麻黄　　　　　　　　B. 桂枝　　　　　　　　C. 羌活
　　D. 香薷　　　　　　　　E. 白芷

【正确答案】AD

【易错答案】漏选或错选他项。

【答案分析】麻黄与桂枝发汗解表作用相似，常相须为用，但桂枝不具有利水作用。白芷具有燥湿止带功效，不同于利水消肿。本题测试的知识点是麻黄与香薷的相同功效，均能发汗解表和利水消肿。香薷亦被称为"夏月解表之药，如冬月之用麻黄"。

4. 具有宣通鼻窍功效的药物有哪些

　　A. 桂枝　　　　　　　　B. 白芷　　　　　　　　C. 细辛
　　D. 辛夷　　　　　　　　E. 苍耳子

【正确答案】BCDE

【易错答案】漏选或错选他项。

【答案分析】发散风寒药中具有宣通鼻窍功效的药物有白芷、细辛、辛夷、苍耳子。故答案

应选择 BCDE。

5. 细辛的使用注意包括

A. 用量不可过大　　B. 肺热咳嗽忌用　　C. 反藜芦

D. 阴虚阳亢头痛忌用　　E. 气虚多汗忌用

【正确答案】ABCDE

【易错答案】漏选一项或多项。

【答案分析】古人素有"用量不过钱"之说，细辛用量不宜过大。细辛辛温香燥，功能温肺化饮，主治寒饮喘咳，不可用于肺热咳嗽。十八反中细辛反藜芦，不宜同用。细辛能发散风寒，宣通鼻窍，常用治风寒头痛，鼻渊头痛，因其辛温升散，药性升浮，故阴虚阳亢头痛不宜使用。此外，细辛具有发汗作用，故气虚多汗者不宜使用，以免更加汗出，损伤人体的阳气和津液。故答案应选择 ABCDE。

（三）简答题

1. 桂枝的功效与使用注意有哪些？

【正确答案】桂枝的功效是发汗解肌，温通经脉，助阳化气，平冲降逆。桂枝辛温助热，易伤阴动血，凡外感热病、阴虚火旺、血热妄行等证，均当忌用；孕妇及月经过多者慎用。

【易错答案】常见的错误是遗漏平冲降逆功效，桂枝的使用注意描述不全面。

【答案分析】桂枝的功效平冲降逆是新增内容，亦是记忆的难点。桂枝具有温通经脉的功效，以入血分为主，并且温性偏重，因而能驱散血脉中的寒邪，治疗寒凝血滞诸痛证。另一方面，桂枝是入血分的温热药，其副作用是容易迫血妄行，加重出血症状，因此血热出血、月经过多者慎用。桂枝的温性较强，疾病属热性的一类如外感热病、虚热者、血热者均当忌用。

2. 结合药性，比较荆芥与防风功效与主治证的相同点与不同点。

【正确答案】荆芥与防风均辛微温，温而不燥，长于祛风解表，对于外感表证，无论是风寒感冒，还是风热感冒均可使用。同时，两者也都可用于风疹瘙痒。不同之处在于，荆芥发汗之力较防风为强，又能透疹、消疮、止血。也可用治风疹瘙痒，疮病初起兼有表证，吐血、衄血、便血、崩漏等多种出血证。防风祛风之力较强，又能胜湿止痛、止痉。又可用于外感风湿，头痛如裹、身重肢痛以及破伤风证。

【易错答案】经常对荆芥、防风的解表功效特点认识不足，二者功效经常混淆。

【答案分析】在解表药中，荆芥、防风的特殊之处在于同时具有发散风寒与发散风热的功效。均质轻透散，亦能透疹。其不同在于，防风善于祛风，具有祛风除湿、祛风止痉、祛风止痒的功效，可用治风湿、破伤风、风疹等证。而荆芥透散以消疮，炒炭以止血，用治疮病初起，吐血、衄血等出血证。

3. 试比较麻黄与桂枝药性、功效、主治病证的共同点和不同点。

【正确答案】麻黄与桂枝均辛温，归肺、膀胱经，皆能发汗解表，用治外感风寒证，二者常相须为用。不同之处在于，麻黄辛散苦泄温通，善于宣肺气、开腠理、透毛窍而发汗解表，发汗力强，为发汗解表第一要药，主要适用于外感风寒表实证。同时，麻黄又具有宣肺平喘、利水消肿作用，常用于肺气不宣的咳嗽气喘、风水水肿。桂枝又归心经，辛甘温煦，善于温通卫阳而发汗解肌，其发汗之力较麻黄温和，故外感风寒，无论是表实证、表虚证，以及阳虚受寒者，桂枝均宜使用。同时，桂枝又可温通经脉，用治寒凝血滞诸痛证。功能助阳化气，用治痰饮、蓄水、心悸等证。功能平冲降逆，用治奔豚。

【易错答案】常见错误有，没有对麻黄、桂枝的药性特点进行分析；对麻黄功效的描述不准确，止咳平喘的功效没有强调"宣肺"作用；对桂枝之助阳化气的应用描述不全面。遗漏桂枝的平冲降逆功效。

【答案分析】麻黄与桂枝的性味特点是记忆的难点。味辛性温，归肺、膀胱经，这是发散风寒药的药性共同点。麻黄辛散苦泄，发汗作用峻猛，用治风寒表实证。麻黄的止咳平喘功效，突出"宣肺"的特点，麻黄是向上向外，开宣肺气，从而治疗肺气不宣所致的咳嗽。麻黄宣发肺气，通调水道，故能利水消肿，用治水肿。桂枝入血分，心主血脉，故桂枝又归心经。其性甘温，故能温通经脉，用治寒凝血滞诸痛证。桂枝辛甘化阳，助脏腑之气化功能，用治肾阳不足之蓄水证，脾阳不足之痰饮证，心阳不足之心悸证等。桂枝性温助阳，故能平冲降逆，用治阴寒内盛所致的奔豚。

第二节　发散风热药

◎ **重点** ◎

1. 下列药物的性能、功效、应用

薄荷、牛蒡子、蝉蜕、桑叶、菊花、柴胡、葛根

2. 下列药物的功效、主治病证

蔓荆子、升麻

3. 下列药物的用法用量

薄荷、桑叶、柴胡、葛根

4. 下列药物的使用注意

薄荷、牛蒡子、柴胡

5. 桑叶与菊花的性能功用的共同点与不同点

◎ **难点** ◎

1. 下列药物的性能、功效、应用

薄荷、牛蒡子、蝉蜕、桑叶、菊花、柴胡、葛根

2. 桑叶与菊花的性能功用的共同点与不同点

常见试题

（一）单选题

1. 既能疏散风热，又可息风止痉的药物是
   A. 薄荷　　　　　　　B. 牛蒡子　　　　　　　C. 蝉蜕
   D. 桑叶　　　　　　　E. 葛根

   【正确答案】C
   【易错答案】A、B
   【答案分析】在疏散风热药中，功能息风止痉的药物只有蝉蜕。联系蝉蜕的来源是蝉脱落的皮壳，同样具有类似蝉的平息内风的功效。而其他药物没有息风的作用。故本题答案应选择C项蝉蜕。

2. 患者肺燥咳嗽，痰少黏稠，咽干咽痒，治疗宜选用的药物是
   A. 麻黄　　　　　　　B. 桑叶　　　　　　　C. 菊花
   D. 牛蒡子　　　　　　E. 柴胡

   【正确答案】B
   【易错答案】A、D
   【答案分析】本题测试的知识点是桑叶的润肺燥功效，多用治肺燥咳嗽。麻黄的宣肺、牛蒡子的化痰功效均不适宜。故本题答案应选择B项桑叶。

3. 既能疏散风热，又能清热解毒的药物是
   A. 桑叶、菊花　　　　B. 薄荷、牛蒡子　　　　C. 柴胡、葛根
   D. 升麻、牛蒡子　　　E. 升麻、桑叶

   【正确答案】D
   【易错答案】A
   【答案分析】发散风热药中具有清热解毒功效的药物有菊花、升麻、牛蒡子三味药物。故本题答案应选择D项。

4. 患者外感发热重，恶寒轻，头痛无汗，项背强痛，苔薄黄，治疗宜选用下列哪味药物
   A. 麻黄　　　　　　　B. 荆芥　　　　　　　C. 羌活
   D. 防风　　　　　　　E. 葛根

   【正确答案】E
   【易错答案】C
   【答案分析】葛根辛散性凉以退热，又长于缓解外邪郁阻、经气不利、筋脉失养所致的项背强痛。项背强痛是葛根治疗表证的重要指征。而羌活辛温发散，善入足太阳膀胱经，故外感风寒上半身肩背肢节疼痛多用，常常误选羌活。本题答案应选择E项。

5. 患者风热感冒，咽喉肿痛，声音嘶哑，治疗宜选用功能利咽开音的药物是
   A. 薄荷　　　　　　　　　B. 桑叶　　　　　　　　　C. 菊花
   D. 蝉蜕　　　　　　　　　E. 牛蒡子

【正确答案】D

【易错答案】A、E

【答案分析】疏散风热药中，功能利咽的药物有薄荷、牛蒡子、蝉蜕等药，而具有开音功效的只有蝉蜕。另外，诃子也具有开音的功效，用治肺虚失音。本题答案应选择 D 项蝉蜕。本题测试的关键词是开音，阅读题干不仔细，常误选择薄荷、牛蒡子。

6. 柴胡、升麻均具有的功效是
   A. 解表退热　　　　　　　B. 透发疹毒　　　　　　　C. 升举阳气
   D. 疏肝解郁　　　　　　　E. 清热解毒

【正确答案】C

【易错答案】D、E

【答案分析】柴胡和升麻都具有的功效是升阳举陷，用治气虚下陷证，如补中益气汤。此外，柴胡还有疏肝解郁的功效，升麻有清热解毒的作用，D、E 均不是二者的共同功效。可结合方剂补中益气汤记忆，故本题答案应选择 C 项。

7. 蔓荆子具有的功效是
   A. 疏散风热，清利头目　　　B. 疏散风热，利咽透疹　　　C. 疏散风热，清肝明目
   D. 疏散风热，升阳止泻　　　E. 疏散风热，清热解毒

【正确答案】A

【易错答案】B

【答案分析】蔓荆子性善上行，偏于清利头目、疏散头面之风热，其功效是疏散风热，清利头目，故选 A 项。而多数的疏散风热药都具有利咽透疹的作用，故 B 项是常见的错误选项。

8. 蝉蜕的归经是
   A. 归肺、脾经　　　　　　　B. 归肺、肾经　　　　　　　C. 归肺、心经
   D. 归肺、肝经　　　　　　　E. 归肺、膀胱经

【正确答案】D

【易错答案】E

【答案分析】结合蝉蜕的功效，既能疏散肺经风热，透疹，利咽，故归肺经。又能疏散肝经风热，明目退翳，息风止痉，又归肝经。故蝉蜕的归经是主归肺、肝经。答案应选 D 项。区别大多解表药的归经为归肺、膀胱经，故 E 项是常见错误。

9. 患者风热郁闭，咽喉肿痛，大便秘结，治疗宜首选的药物是
   A. 薄荷　　　　　　　　　B. 蝉蜕　　　　　　　　　C. 菊花
   D. 蔓荆子　　　　　　　　E. 牛蒡子

【正确答案】E

【易错答案】A、B

【答案分析】功能疏散风热，通利咽喉的药物有薄荷、蝉蜕、牛蒡子，而只有牛蒡子兼滑肠通便作用，所以用治本证E项牛蒡子最为适宜。

10. 患者胃火炽盛，牙龈肿痛，口舌生疮，大便秘结，治疗宜首选的药物是

A. 薄荷 B. 柴胡 C. 桑叶
D. 葛根 E. 升麻

【正确答案】E

【易错答案】C、D

【答案分析】升麻为清热解毒的良药，尤善清解阳明热毒，用治胃火炽盛所致的各种病证，其他药物没有清热解毒的作用，故而选E项升麻。升麻的清热解毒作用是其记忆的难点，也是常常出题的考点。

11. 薄荷的用法是

A. 先煎 B. 包煎 C. 另煎
D. 后下 E. 冲服

【正确答案】D

【易错答案】A

【答案分析】薄荷是芳香药物，不宜久煎，故选D项。混淆先煎与后下的概念之后，常错选A项。

（二）多选题

1. 葛根具有的功效有哪些

A. 清肺胃热 B. 升阳止泻 C. 透疹
D. 解肌退热 E. 生津止渴

【正确答案】BCDE

【易错答案】错选或漏选。

【答案分析】葛根具有功效有解肌退热，透疹，生津止渴，升阳止泻。区别芦根，葛根没有清肺胃热的作用，故选BCDE。

2. 蝉蜕可用于治疗下列哪些病证

A. 风疹瘙痒 B. 目赤肿痛 C. 风热感冒
D. 咽痛失音 E. 破伤风证

【正确答案】ABCDE

【易错答案】漏选一项或多项。

【答案分析】蝉蜕功能疏散风热，利咽开音，透疹，明目退翳，息风止痉。用治风热感冒，温病初起，咽痛喑哑，麻疹不透，风疹瘙痒，目赤翳障，急慢惊风，破伤风证。故答案选ABCDE。

3. 具有疏散风热，透疹利咽功效的药物有哪些

A. 葛根　　　　　　　　B. 牛蒡子　　　　　　　　C. 蝉蜕
D. 升麻　　　　　　　　E. 薄荷

【正确答案】BCE

【易错答案】错选或漏选。

【答案分析】疏散风热药中，兼能透疹利咽的药物有三个：薄荷、蝉蜕和牛蒡子。而葛根、升麻功能解表兼透疹，没有利咽的作用，故不选葛根和升麻。故答案是 BCE。

4. 升麻常用治下列哪些病证

A. 外感表证　　　　　　B. 湿热泻痢　　　　　　C. 气虚下陷
D. 疹发不畅　　　　　　E. 热毒疮疡

【正确答案】ACDE

【易错答案】错选或漏选。

【答案分析】升麻功能解表透疹，清热解毒，升举阳气，主治外感表证，麻疹不透，胃火炽盛所致的牙龈肿痛、口舌生疮、咽肿喉痛，温毒发斑、皮肤疮疡等热毒所致的多种病证，以及气虚下陷，脏器脱垂，崩漏下血。故答案应选择 ACDE。

5. 功能疏肝解郁的药物有哪些

A. 蝉蜕　　　　　　　　B. 薄荷　　　　　　　　C. 升麻
D. 柴胡　　　　　　　　E. 葛根

【正确答案】BD

【易错答案】错选或漏选。

【答案分析】解表药中功能疏肝解郁，常用治肝气郁结的药物，有柴胡、薄荷两味药。故答案应选择 BD。

（三）问答题

1. 比较桑叶与菊花功效与主治证的异同。

【正确答案】桑叶与菊花皆能疏散风热，平抑肝阳，清肝明目。可同治风热感冒或温病初起；肝阳上亢，头痛眩晕；风热上攻或肝火上炎所致的目赤肿痛，以及肝肾不足，目暗昏花。不同点之处在于，桑叶疏散风热之力较强，又善于清肺润燥，并能凉血止血。桑叶可用治肺热或燥热伤肺，咳嗽痰少，色黄而黏稠，或干咳少痰；血热妄行的咳血、吐血、衄血等证。菊花平肝、清肝明目之力较强，又能清热解毒，也可用治疮痈肿毒。

【易错答案】对桑叶与菊花功效的差异描述不准确。

【答案分析】桑叶与菊花均能散风热、清肝热、平肝阳。不同之处在于桑叶善入肺经，长于清肺热润肺燥，又能凉血止血。而菊花善入肝经，清肝平肝作用力强，又能清热解毒。

2. 结合薄荷的药性，阐述薄荷的功效、主治病证、用法用量与使用注意。

【正确答案】薄荷的药性是辛，凉；归肺、肝经。薄荷的功效是疏散风热，清利头目，利咽

透疹，疏肝行气。主治风热感冒，温病初起；风热上攻，头痛眩晕，目赤多泪，咽喉肿痛；麻疹不透，风疹瘙痒；肝郁气滞，胸胁胀闷。薄荷辛以发散，凉以清热，主入肺经，其辛散之性较强，是辛凉解表药中具有一定发汗作用之药，故风热感冒和温病卫分证十分常用。薄荷轻扬升浮、芳香通窍，善于疏散上焦风热，清头目、利咽喉。故常用治风热上攻，头痛眩晕，目赤多泪，咽喉肿痛。薄荷质轻宣散，又可宣毒透疹，祛风止痒，故可用治麻疹不透，以及风疹瘙痒。薄荷兼入肝经，能疏肝行气，可用治肝郁气滞，胸胁胀痛，月经不调等证。

用法用量：水煎服，3~6g，宜后下。使用注意：本品芳香辛散，发汗耗气，故体虚多汗者不宜使用。

【易错答案】薄荷的性味特点、用法用量、使用注意是记忆的难点，是答题中经常出错的知识点。薄荷的功效与适应证较多，经常会出现遗漏一个或几个知识点。

【答案分析】结合薄荷的功效来记忆其性味特点，薄荷辛以发散，凉以清热，疏散风热之力较强，具有一定发汗作用，因而使用注意提醒体虚多汗者忌用。薄荷质轻透散，透发疹毒，性善上行，又能清头目，利咽喉，用治风热上攻所致头面部诸疾，如咽喉肿痛，目赤多泪。另外，薄荷功能疏肝行气，用治肝郁气滞证，因而薄荷归肺、肝经。

3. 简述柴胡的功效与适应证。

【正确答案】柴胡的功效是疏散退热，疏肝解郁，升举阳气。主治感冒发热，寒热往来；肝郁气滞，胸胁胀痛，月经不调以及气虚下陷、脏器脱垂。

【易错答案】柴胡的解表退热功效、主治证表证发热、少阳证描述不准确。

【答案分析】柴胡辛散解表长于退热，无论风寒、风热表证均可使用，若邪在少阳，寒热往来，亦可用柴胡与黄芩同用，以清半表半里之热。柴胡专入肝胆经，善于疏肝解郁，用治肝郁气滞证。柴胡升举清阳之气，用治气虚下陷证。

第九章 清热药

概述

◎ **重点** ◎

清热药的分类，各类清热药的功效与主治病证

◎ **难点** ◎

清热药的使用注意

常见试题

简答清热药分几类，各类的功效与主治病证是什么？

【正确答案】根据清热药的功效及主治证的不同，可分为清热泻火、清热燥湿、清热解毒、清热凉血、清虚热药五类。

清热泻火药功能清热泻火，主治气分实热证。

清热燥湿药功能清热燥湿，主治湿热泻痢、湿热黄疸等证。

清热解毒药功能清热解毒，主治热毒炽盛之痈肿疮疡等证。

清热凉血药功能清热凉血，主治血热证。

清虚热药功能清虚热、退骨蒸，主治热邪伤阴、阴虚发热证。

【易错答案】清热药的分类与功效描述不准确

【答案分析】中医对于证候的分类，不但要分清表里，而且要分清寒热。清热药的主治证是里热证。根据中医的八纲辨证再分虚实，可分为里实热证和里虚热证。用治里虚热证的药物，其功能是清虚热。里实热证可再根据热邪的性质不同，可分为湿热、热毒、血热等，因而清里实热的药物可再分类，有的长于清热燥湿，用治湿热证；有的长于清热解毒，用治热毒证；有的长于清热凉血，用治血热证。

第一节 清热泻火药

◎ **重点** ◎

1.下列药物的性能、功效、应用

石膏、知母、栀子、夏枯草

2. 下列药物的功效、主治病证

芦根、天花粉、淡竹叶、决明子

3. 下列药物的用法用量

石膏、知母、栀子

4. 下列药物的使用注意

石膏、知母、栀子

5. 石膏与知母性能功用的共同点与不同点

◎ 难点 ◎

1. 下列药物的性能、功效、应用

石膏、知母、栀子、夏枯草

2. 石膏与知母性能功用的共同点与不同点

常见试题

（一）单选题

1. 既能清热泻火，又能除烦止渴的药物是

A. 夏枯草　　　　　　B. 决明子　　　　　　C. 淡豆豉

D. 石膏　　　　　　　E. 玄参

【正确答案】D

【易错答案】C、E

【答案分析】夏枯草、决明子均能清热泻火，但无除烦止渴功效；玄参具有清热泻火、生津作用，但无除烦之功，淡豆豉功能除烦，却是疏散风热药。只有石膏既能清热泻火，又能除烦止渴，故正确答案是D项。

2. 既能清热生津，又能滋阴润燥的药物是

A. 石膏　　　　　　　B. 芦根　　　　　　　C. 知母

D. 葛根　　　　　　　E. 决明子

【正确答案】C

【易错答案】A、B

【答案分析】本题提问与上题相似，经常混淆。石膏、芦根、葛根均能生津止渴，但无滋阴作用，决明子无滋阴及生津止渴作用；只有知母既能清热生津，又能滋阴润燥，故正确答案是C项。石膏与知母功效相似，共同具有清热泻火，生津止渴的作用。本题测试的知识点是知母的滋阴功效，而上题测试的是石膏的除烦功效。

3. 石膏的性味是

A. 辛、甘，温　　　　　　　B. 甘、苦，温　　　　　　　C. 苦、辛，大寒

D. 甘、辛，大寒　　　　　　E. 甘、咸，寒

【正确答案】D

【易错答案】C

【答案分析】石膏是清热泻火药，性寒清热，辛散透热解肌，味甘生津止渴，故甘辛大寒才是其性味，因此答案应选D项。

4. 患者胃热呕逆，治疗宜选用的药物是

A. 石膏　　　　　　　　　　B. 知母　　　　　　　　　　C. 芦根

D. 天花粉　　　　　　　　　E. 夏枯草

【正确答案】C

【易错答案】A、B、D

【答案分析】石膏、知母、芦根、天花粉均能清胃热，用治胃热消渴等证。但只有芦根兼有止呕作用，用治胃热呕逆最为适宜，故答案选C项。

5. 芦根、淡竹叶的共同功效，除清热泻火外，还有的功效是

A. 利尿　　　　　　　　　　B. 止呕　　　　　　　　　　C. 生津

D. 排脓　　　　　　　　　　E. 凉血

【正确答案】A

【易错答案】B、C

【答案分析】具有生津止渴的药物是石膏、知母、芦根、天花粉，而淡竹叶没有生津作用，C项是常见的错误。芦根与淡竹叶的共同作用是利尿，故答案选A项。

6. 功能生津止渴，消肿排脓的药物是

A. 石膏　　　　　　　　　　B. 天花粉　　　　　　　　　C. 知母

D. 牛蒡子　　　　　　　　　E. 菊花

【正确答案】B

【易错答案】D

【答案分析】石膏、知母均能生津止渴，但无消肿排脓作用；牛蒡子、菊花功能解毒消肿，但无生津止渴作用；只有天花粉既能生津止渴，又能消肿排脓，故答案B是正确的。天花粉的消肿排脓也是记忆的难点。

7. 淡竹叶具有的功效是

A. 清热泻火，滋阴　　　　　B. 除烦止渴，凉血　　　　　C. 清热燥湿，利尿

D. 生津润燥，除烦　　　　　E. 清热泻火，利尿

【正确答案】E

【易错答案】D

【答案分析】淡竹叶的功效特点是上清心火，下利小便，故答案E是正确的。

8. 决明子具有功效是

A. 清热泻火，滋阴润燥　　　B. 清热泻火，除烦止渴　　　C. 清肝明目，润肠通便

D. 清肝明目，散结消肿　　　E. 清热泻火，利尿止呕

【正确答案】C

【易错答案】D、B

【答案分析】决明子善入肝经以清泄肝火，肝开窍于目故能明目，兼入大肠经故能润肠通便。故答案选C项。

9. 患者肝火上炎，目赤肿痛，治疗宜选用的药物是

A. 石膏　　　　　　B. 知母　　　　　　C. 栀子

D. 天花粉　　　　　E. 夏枯草

【正确答案】E

【易错答案】C

【答案分析】石膏、知母、天花粉均清泄肺胃之热，主治肺胃热证；栀子清泄三焦之热，可治火热所致的一切病证。而夏枯草主入肝经，善清肝火，用治肝火上炎证，因此E项是为首选。

10. 患者痰火郁结，瘰疬痰核，治疗宜选用的药物是

A. 石膏　　　　　　B. 知母　　　　　　C. 栀子

D. 天花粉　　　　　E. 夏枯草

【正确答案】E

【易错答案】D

【答案分析】夏枯草主入肝经，功能清泄肝火；辛散苦泄，故能散结消肿，善治肝郁化火，痰火郁结之瘰疬痰核。本题测试的知识点是夏枯草的消肿散结，所以正确答案是E项。天花粉具有消疮排脓功效，用治疮痈肿毒，与夏枯草的消肿散结功效相似，但应用不同，因而天花粉是出题陷阱，也是常见的错误选项。

（二）多选题

1. 栀子具有的功效有哪些

A. 清热利湿　　　　B. 清热泻火　　　　C. 清热凉血

D. 清热燥湿　　　　E. 清热解毒

【正确答案】ABCE

【易错答案】BCDE

【答案分析】栀子的清热功效的特点是针对热邪的范围广泛，无论是热毒、血热、湿热还是单纯的火热之邪都有治疗作用，因而具有清热解毒、清热凉血、清热利湿和清热泻火作用。栀子虽为苦寒之品，但燥湿作用不强，而重在清热利湿以祛除体内湿热之邪。栀子的功效是清热利湿，不是清热燥湿，这是栀子功效的难点，也是考试的考点。

2. 知母可以用治下列哪些病证
   A. 肺热燥咳　　　　　　B. 骨蒸潮热　　　　　　C. 肠燥便秘
   D. 湿热黄疸　　　　　　E. 内热消渴

【正确答案】ABCE

【易错答案】错选 D 项或漏选 C 项。

【答案分析】知母既可清肺胃之实热，又可清肺胃肾之虚热，所以用治肺热燥咳、内热消渴、骨蒸潮热证，知母具有滋阴润燥作用，亦可用治肠燥便秘，C 项是记忆的难点，也是常出错的地方。知母没有燥湿作用，因而不用治湿热黄疸，故不选 D 项。

3. 芦根具有的功效有哪些
   A. 清热泻火　　　　　　B. 清热利尿　　　　　　C. 生津止渴
   D. 除烦止呕　　　　　　E. 凉血止血

【正确答案】ABCD

【易错答案】错选或漏选。

【答案分析】芦根的功效除清热泻火，生津止渴之外，亦有除烦、止呕、利尿。这是记忆的难点，也是经常出错的知识点。

4. 功能清热泻火，生津止渴的药物有哪些
   A. 石膏　　　　　　　　B. 知母　　　　　　　　C. 芦根
   D. 栀子　　　　　　　　E. 天花粉

【正确答案】ABCE

【易错答案】漏选或错选 D 项。

【答案分析】本节药物中具有清热泻火、生津止渴功效的有四个，即：石膏、知母、芦根和天花粉，而其他药物不具有生津止渴的作用。

5. 下列哪些药物，善清肺胃之热，用治肺热咳嗽、胃热消渴等
   A. 石膏　　　　　　　　B. 知母　　　　　　　　C. 芦根
   D. 淡竹叶　　　　　　　E. 天花粉

【正确答案】ABCE

【易错答案】漏选或错选 D 项。

【答案分析】对于清热泻火药的学习，要结合归经，掌握药物的功效特点。石膏、知母、芦根和天花粉均入肺、胃经，具有清泄肺胃之热的功效。结合上题，全面认识石膏等药物的功效特点。石膏、知母、芦根和天花粉均具有清热泻火，生津止渴的功效，又善清肺胃之热。此外，石膏还有除烦的功效，知母还有滋阴的功效，芦根还有除烦、止呕、利尿的特点，天花粉的消肿排脓也须格外记忆。

（三）简答题

1. 比较石膏与知母功效、主治病证的共同点与不同点。

【正确答案】石膏、知母均具有清热泻火、除烦止渴作用，用于治疗气分实热证，症见身热、口渴、汗出、脉洪大等，二者常相须为用。不同之处在于，石膏重在清泄脏腑实热，泻肺胃火，用于肺热喘咳、胃火牙痛，此外，煅石膏收敛生肌，用于疮疡溃后不敛、湿疹、烧烫伤等；知母甘苦性寒质润，具有滋阴润燥作用，既用于肺热咳嗽，又用于阴虚燥咳、内热消渴、骨蒸潮热、肠燥便秘等。

【易错答案】对于石膏与知母的各自功效特点掌握不足而经常出错。

【答案分析】知母与石膏相似之处，在于二者均可清泄肺胃之实热，均用治肺胃实热证，如肺热喘咳、胃火头痛等。知母与石膏不同之处，在于知母还可清退肺胃之虚热，用治阴虚燥咳、内热消渴，亦能退肾经之虚火，用治骨蒸潮热。

2.结合石膏的药性，阐述石膏的功效、主治病证、用法用量及使用注意。

【正确答案】石膏的性味是甘辛大寒，归肺、胃经。功效是生用清热泻火、除烦止渴，主治外感热病，高热烦渴，肺热喘咳，胃火亢盛，头痛牙痛，内热消渴等证。

石膏辛寒以解肌透热，大寒能清热泻火，甘寒能除烦止渴，入肺胃经，故重在清泄肺胃实火，清泄肺胃二经气分实热，主要用于温热病气分实热之壮热、烦渴、汗出、脉洪大之证。入肺经而善清泄肺经实热，故可用治肺热喘咳证。石膏亦入胃经能清泄胃火，故可用治胃火上攻之牙龈肿痛、头痛，也可用治胃热炽盛之消渴证。

石膏煅用，性偏收敛，故有敛疮生肌、收湿、止血之功效，外用可治溃疡不敛、湿疹瘙痒、水火烫伤及外伤出血等证。

用法用量：生石膏煎服，15~60g，先煎。煅石膏适量外用，研末撒敷患处。

使用注意：脾胃虚寒及阴虚内热者忌用。

【易错答案】石膏的药性、用法用量和使用注意是记忆的难点，经常在答题中疏漏的要点。石膏的功效与适应证是基本的知识点，大多考生都能复述出来，但是不会结合药性阐述其功效及应用特点。

【答案分析】石膏的性味特点是常出错的知识点。性寒清热，辛散透热解肌，味甘生津止渴，归于肺胃经。石膏功效的记忆重点是在于生用与煅用的功效不同。生用是清热泻火的功效，善清肺胃二经火热证及气分火热证。煅用是收敛固涩的功效，外用治疗外伤出血或溃疡久不收口。石膏质地沉重，用量宜大，至少15g，为质地坚硬的矿物，宜打碎先煎。因石膏药性寒凉，脾胃虚弱者慎用。

第二节 清热燥湿药

◎ **重点** ◎

1.下列药物的性能、功效、应用

黄芩、黄连、黄柏

2.下列药物的功效、主治病证

龙胆、苦参

3.下列药物的功效

秦皮、白鲜皮

4.下列药物的用法

黄芩

5.下列药物的使用注意

苦参

6.黄芩、黄连与黄柏性能功用的共同点与不同点

◎ 难点 ◎

1.下列药物的性能、功效、应用

黄芩、黄连、黄柏

2.黄芩、黄连与黄柏性能功用的共同点与不同点

常见试题

（一）单选题

1.善去脾胃大肠湿热，为治湿热泻痢要药的是

A.黄芩　　　　　　　B.葛根　　　　　　　C.黄柏

D.苦参　　　　　　　E.黄连

【正确答案】E

【易错答案】A、B

【答案分析】葛根善于升阳止泻，用治湿热泻痢力薄，远不如黄连；黄芩、黄柏、苦参三药虽也常用治湿热泻痢，但效力不如黄连；黄连清热燥湿力胜，主入中焦，为治湿热泻痢之要药，故正确答案是E项。

2.既能清热燥湿，又能泻火除蒸的药物是

A.黄柏　　　　　　　B.黄芩　　　　　　　C.苦参

D.龙胆　　　　　　　E.知母

【正确答案】A

【易错答案】E

【答案分析】黄芩、苦参、龙胆均有清热燥湿的功效，但无泻火除蒸作用；知母虽能泻火除蒸，但质润滋阴，不能清热燥湿；只有黄柏既能清热燥湿，又能泻火除蒸，故正确答案是A项。

3.患者胃火炽盛，消谷善饥，烦渴多饮，舌红苔黄腻，治疗宜首选用的药物是

A.黄柏　　　　　　　B.栀子　　　　　　　C.黄连

D.黄芩　　　　　　　E.苦参

【正确答案】C

【易错答案】B、D

【答案分析】上述药物中，只有黄连善清胃火而用治胃火炽盛证，所以正确答案是 C 项。而栀子虽可清泄三焦之火，不如黄连清胃火作用强，故不作首选，是常见的错误。

4. 功能清热燥湿，收涩止痢，止带的药物是

A. 秦皮　　　　　　B. 龙胆　　　　　　C. 黄芩

D. 苦参　　　　　　E. 黄柏

【正确答案】A

【易错答案】B、D

【答案分析】秦皮性苦寒清热燥湿之外，兼有涩性故能收敛固涩，具有收涩止痢、止带作用，故 A 项为正确答案。

5. 功能清热燥湿，杀虫的药物是

A. 秦皮　　　　　　B. 龙胆　　　　　　C. 黄芩

D. 苦参　　　　　　E. 黄柏

【正确答案】D

【易错答案】A、B、E

【答案分析】在清热燥湿药中，黄连、黄柏、龙胆等均可用治湿疹湿疮，但具有杀虫功效的只有苦参。故答案是 D 项。

（二）多选题

1. 具有清热燥湿、泻火解毒功效的药物有哪些

A. 栀子　　　　　　B. 黄连　　　　　　C. 知母

D. 黄芩　　　　　　E. 黄柏

【正确答案】BDE

【易错答案】错选或漏选。

【答案分析】栀子功能泻火解毒利湿，不是清热燥湿；知母性寒质润，不能燥湿解毒，故 A、C 不是正确答案。而清热燥湿、泻火解毒正是黄连、黄柏、黄芩的功效，故正确答案应是 B、D、E。栀子的利湿功能是记忆的难点，也是出题常设计的陷阱。

2. 黄芩的主治证有哪些

A. 痈肿疮毒　　　　B. 血热吐衄　　　　C. 肺热咳嗽

D. 胎动不安　　　　E. 湿温暑湿

【正确答案】ABCDE

【易错答案】漏选一项或多项。

【答案分析】黄芩功能清热燥湿，长于清上中焦之湿热，常用治湿温暑湿。外感湿温暑湿，归属上焦湿热证，亦是黄芩应用区别于黄连黄柏的不同之处。黄芩又能清热解毒，善治痈肿疮毒。黄芩善泻上焦肺火，常用治肺热咳嗽。又能止血、安胎，用治火毒炽盛迫血妄行之吐血、衄血以及血热胎动不安，故 A、B、C、D、E 均是正确答案。

3. 黄连的主治证有哪些

A. 痈肿疮毒　　　　　B. 湿热泻痢　　　　　C. 内热消渴

D. 湿疹湿疮　　　　　E. 风湿热痹

【正确答案】ABCD

【易错答案】错选或漏选。

【答案分析】黄连功能泻火解毒，为治疗痈疮疔毒之要药；因其主入胃经而善清泻胃火，治胃火炽盛消谷善饥之消渴证，故答案A、C是正确的。黄连又能清热燥湿，善治中焦湿热所致的湿热泻痢和湿疹湿疮，故B、D也是正确答案。但黄连无祛风作用，故E不是正确答案。

4. 龙胆的主治证有哪些

A. 湿热黄疸　　　　　B. 湿热带下　　　　　C. 湿热泻痢

D. 惊风抽搐　　　　　E. 肝火头痛

【正确答案】ABDE

【易错答案】错选或漏选。

【答案分析】龙胆功能清热燥湿，主入肝胆经，故善治湿热黄疸、湿热带下之证，故答案A、B是正确的。龙胆并长于泻肝胆实火，可用治肝经热盛、热极生风之惊风抽搐以及肝火头痛，故答案D、E也是正确的。龙胆无燥湿止痢之功，一般不用治湿热泻痢，故C项不是正确答案。

5. 既能清实热，又能退虚热的药物有哪些

A. 黄芩　　　　　　　B. 黄连　　　　　　　C. 黄柏

D. 知母　　　　　　　E. 苦参

【正确答案】CD

【易错答案】错选或漏选。

【答案分析】黄芩、黄连、苦参均无清虚热作用，故A、B、E不是正确答案。只有黄柏、知母功能清退虚热，而黄柏是清热燥湿药，知母是清热泻火药，注意区分二者。

（三）简答题

试比较黄芩、黄连、黄柏的药性、功效及主治证的共同点与不同点。

【正确答案】黄芩、黄连、黄柏三药性味苦寒，皆能清热燥湿、泻火解毒，主治湿热内盛、热毒炽盛之证，每相须为用。黄芩善清上焦湿热，故用治湿温证、暑湿证、湿热痞满、胸闷呕恶；偏泻上焦肺火，肺热咳嗽、高热烦渴者多用。黄芩又能止血、安胎，故血热所致之吐血、衄血、胎动不安者亦常用之。黄连苦寒之性最大，清热燥湿力强，尤善清中焦湿热，故为治中焦湿热泻痢、痞满、呕吐吞酸等证，外用可治湿疹、湿疮、耳道流脓。善泻心经实火，以治心火亢盛之高热神昏、心烦不寐之要药，黄连偏清中焦胃火，胃火炽盛之消渴证亦可用之。黄柏下行，长于清下焦湿热，故湿热带下、黄疸、热淋涩痛、湿热脚气、痿证、湿疹瘙痒多用之；且善泻相火、除骨蒸，用治阴虚火旺之骨蒸劳热、盗汗、遗精等证。

【易错答案】黄芩、黄连、黄柏三药的个性特征描述不准确。如黄芩善治上焦湿热，黄连善治中

焦湿热，黄柏善治下焦湿热。黄连的清热泻火特点（善清心火、胃火）是记忆的难点，常常忽略清胃火。

【答案分析】黄芩、黄连、黄柏三药性味苦寒，黄连为苦寒之最，黄柏次之，黄芩较小。三药均能清热燥湿、泻火解毒，黄芩善治上焦湿热，黄连善治中焦湿热，黄柏善治下焦湿热。黄芩偏泻上焦肺火；黄连偏泻中焦胃火，并长于泻心火；黄柏偏泻下焦相火，能除骨蒸。

第三节 清热解毒药

◎ **重点** ◎

1. 下列药物的性能、功效、应用

金银花、连翘、蒲公英、鱼腥草、白头翁

2. 下列药物的功效、主治病证

大青叶、板蓝根、青黛、贯众、土茯苓、大血藤、败酱草、射干、山豆根

3. 下列药物的功效

穿心莲、紫花地丁、重楼、马勃、马齿苋、鸦胆子、熊胆、白花蛇舌草

4. 下列药物的用法用量

连翘、青黛、鸦胆子、熊胆

5. 下列药物的使用注意

贯众、山豆根、鸦胆子

6. 金银花与连翘性能功用的共同点与不同点

◎ **难点** ◎

1. 下列药物的性能、功效、应用

金银花、连翘、蒲公英、鱼腥草、白头翁

2. 下列药物的功效、主治病证

大青叶、板蓝根、青黛、贯众、土茯苓、大血藤、败酱草、射干、山豆根

3. 金银花与连翘的性能功用的共同点与不同点

常见试题

（一）单选题

1. 下列清热解毒药中，具有燥湿功效的药物是

A. 蒲公英　　　　　　　B. 紫花地丁　　　　　　C. 鱼腥草

D. 穿心莲　　　　　　　E. 青黛

【正确答案】D

【易错答案】A、C

【答案分析】本题测试的是穿心莲的功效,清热解毒,燥湿,凉血,故答案是D项。蒲公英、鱼腥草具有利湿的作用,因而常常被误选。

2. 下列清热解毒药中,兼有止血功效的药物是
   A. 穿心莲　　　　　　B. 秦皮　　　　　　C. 白鲜皮
   D. 熊胆　　　　　　　E. 马齿苋
【正确答案】E
【易错答案】B
【答案分析】本题测试的是马齿苋的功效,清热解毒,凉血,止血,用治热毒血痢,故答案是E项。秦皮是清热解毒药,兼有收涩止泻作用,常常被误选,也是出题设计的陷阱。

3. 具有凉血、止血、杀虫功效的药物是
   A. 椿皮　　　　　　　B. 苦楝皮　　　　　　C. 贯众
   D. 榧子　　　　　　　E. 肉豆蔻
【正确答案】C
【易错答案】B
【答案分析】本题测试的是贯众的功效,清热解毒,凉血止血,杀虫,故答案是C项。由此可见前三题涉及药物的功效非常相似,是记忆的难点。贯众的功效特点在于杀虫,以区别马齿苋、穿心莲。本题中苦楝皮同样具有杀虫作用,常常被误选。

4. 具有清热解毒,凉血消斑功效的药物是
   A. 大青叶　　　　　　B. 板蓝根　　　　　　C. 穿心莲
   D. 射干　　　　　　　E. 山豆根
【正确答案】A
【易错答案】B
【答案分析】大青叶与板蓝根功效相似,具有清热解毒、凉血作用,而大青叶善于消斑,板蓝根长于利咽,是二者的不同,也是出题时测试的考点。

5. 患者肺痈吐脓,痰热喘咳,治疗宜首选的药物是
   A. 红藤　　　　　　　B. 白头翁　　　　　　C. 鱼腥草
   D. 蒲公英　　　　　　E. 射干
【正确答案】C
【易错答案】D
【答案分析】鱼腥草主入肺经,善清肺热,故为治肺痈之要药,这是鱼腥草的功效特点,也是其考点。需要重点区别的是,蒲公英功能清热解毒,善于治疗乳痈,这是蒲公英的考点,也是二药常常混淆错选之处。

6. 功能清热解毒,消肿散结,善治乳痈药物是
   A. 红藤　　　　　　　B. 白头翁　　　　　　C. 鱼腥草

D. 蒲公英　　　　　　　　　　E. 射干

【正确答案】D

【易错答案】C

【答案分析】蒲公英功能清热解毒，主归肝、胃经，故而善于治疗乳痈，这是蒲公英的功效特点，也是其考点。鱼腥草主入肺经，善清肺热，故为治肺痈之要药，需要重点区别的是，也是二药常常混淆错选之处。

7. 既可用治咽喉肿痛，又能用于痰盛咳喘的药物是

A. 山豆根　　　　　B. 射干　　　　　C. 马勃

D. 薄荷　　　　　　E. 蝉蜕

【正确答案】B

【易错答案】A、C、D、E

【答案分析】备选的五味药物均具有利咽作用，可用治咽喉肿痛，而只有射干具有消痰作用，可用治痰盛咳喘。故答案是B项。

8. 善于治疗疔毒的药物是

A. 鱼腥草　　　　　B. 紫花地丁　　　　C. 大血藤

D. 金银花　　　　　E. 蒲公英

【正确答案】B

【易错答案】A、E

【答案分析】本题的五个备选药物均有清热解毒之功，均可用治热毒疮痈。而紫花地丁尤以治疔毒为其特长，总结为"地丁治疔"，故答案应选择B项。

9. 山豆根具有的功效是

A. 清热解毒，利咽　　　B. 清热解毒，杀虫　　　C. 清热解毒，燥湿

D. 清热解毒，凉血　　　E. 清热解毒，利尿

【正确答案】A

【易错答案】D、E

【答案分析】山豆根的功效是清热解毒，利咽消肿，为治疗咽喉肿痛的要药，凡热毒蕴结之咽喉肿痛者均可用之。因此正确答案应选择A项。

10. 患者热毒血痢，发热腹痛，里急后重，宜选用治疗热毒血痢之要药的是

A. 苦参　　　　　　B. 葛根　　　　　　C. 白头翁

D. 穿心莲　　　　　E. 黄柏

【正确答案】C

【易错答案】B、E

【答案分析】备选答案中，五味药物均可用治泻痢，葛根长于升阳止泻；苦参、黄柏长于清热燥湿；穿心莲长于清热解毒而燥湿，诸药多用于湿热泻痢。而白头翁功能清热解毒，凉血止痢，

既善于清胃肠湿热，又长于解血分热毒，故为治热毒血痢之要药，正确答案应选择C项。

11. 患者热毒血痢，发热腹痛，里急后重，治疗宜选用的药物是
A. 苦参　　　　　　　B. 葛根　　　　　　　C. 金银花
D. 穿心莲　　　　　　E. 黄柏

【正确答案】C

【易错答案】B、E

【答案分析】此题题干描述与上题相似，注意区分。提及热毒血痢，首先想到的是其要药白头翁，但备选药物中没有白头翁，会让人混乱而胡乱猜测。本题测试的是金银花的适用证，其功能清热解毒，凉血止痢，也可治疗热毒血痢，正确答案应选择C项。

12. 患者肠痈腹痛，治疗宜选用的药物是
A. 金银花、连翘　　　B. 鱼腥草、金荞麦　　C. 蒲公英、漏芦
D. 紫花地丁、野菊花　E. 败酱草、大血藤

【正确答案】E

【易错答案】B、C

【答案分析】备选答案的五组药物，均可用于热毒疮痈，但其功用各有特长。金银花、连翘可用于一切痈肿疮毒；鱼腥草、金荞麦长于治疗肺痈；蒲公英、漏芦长于治疗乳痈；紫花地丁、野菊花长于治疗疔疮。败酱草具有清热解毒，消痈排脓，祛瘀止痛功效；大血藤具有清热解毒，活血，祛风，止痛功效，二者又入大肠经，善散肠中瘀滞，故为治疗肠痈腹痛的首选药物。本题答案应选择E项。

13. 白花蛇舌草具有的功效是
A. 清热解毒、燥湿止痢　　B. 清热解毒、活血止痛　　C. 清热解毒、凉血消痈
D. 清热解毒、凉血止血　　E. 清热解毒、利湿通淋

【正确答案】E

【易错答案】C、D

【答案分析】白花蛇舌草有较强的清热解毒作用，用治热毒诸证；又有清热利湿通淋之效，可用治膀胱湿热、热淋涩痛，其功效为清热解毒、利湿通淋，故答案应选择E项。

14. 熊胆入丸散剂的用量是
A. 5~10g　　　　　　B. 0.5~1g　　　　　　C. 1~2g
D. 0.25~0.5g　　　　E. 0.01~0.02g

【正确答案】D

【易错答案】B

【答案分析】熊胆为熊的干燥胆汁，研细入药，称为"熊胆粉"。内服当入丸、散，用量为0.25~0.5g。故本题答案应为D项。

15. 患者肝热生风，惊风抽搐，治疗宜选用的药物是

A. 贯众   B. 夏枯草   C. 防风

D. 大血藤   E. 重楼

【正确答案】E

【易错答案】B

【答案分析】本题是测试相近主治的药物的鉴别，在备选药物中，夏枯草虽善清肝热，但常用治肝火头痛目赤与瘰疬；防风虽善止痉，却无清肝热之功；大血藤善祛风活络，多用于风湿痹痛；贯众入肝经且能清热，但善治血热出血；只有重楼苦寒入肝，有凉肝泻火，息风定惊之功，可用治肝热生风，惊风抽搐。故应选择E项。

（二）多选题

1. 既能清热解毒，又能疏散风热的药物有哪些

A. 连翘   B. 金银花   C. 菊花

D. 桑叶   E. 板蓝根

【正确答案】ABC

【易错答案】错选D项或漏选C项。

【答案分析】连翘、金银花、菊花既能清热解毒，又能疏散上焦风热，常用治风热外感和温病初起。板蓝根功能清热解毒，无解表作用。菊花分属于解表药，易于被忽视，常常漏选C项。桑叶功能疏散风热，而无解毒作用，因与菊花功效相似，常常误选D项。

2. 蒲公英可用于治疗下列哪些病证

A. 乳痈   B. 疔毒   C. 肺痈

D. 湿热黄疸   E. 热淋

【正确答案】ABCDE

【易错答案】漏选一项或多项。

【答案分析】蒲公英功能清热解毒，主治内、外热毒疮痈诸证，因善入肝胃经，清肝胃火热，善治乳痈肿痛。又能清利湿热，利尿通淋，又可用治湿热引起的热淋涩痛、黄疸等证。故答案应选ABCDE。

3. 具有清热解毒利咽作用的药物有哪些

A. 射干   B. 山豆根   C. 板蓝根

D. 马勃   E. 马齿苋

【正确答案】ABCD

【易错答案】错选E项或漏选C项。

【答案分析】射干、山豆根、马勃、板蓝根均能清热解毒而长于清利咽喉，主治热毒壅盛之咽喉肿痛，而马齿苋能凉血止痢，故答案应选ABCD。

4. 功能清泻心火的药物有哪些

A. 连翘   B. 黄芩   C. 夏枯草

D. 竹叶　　　　　　　　　E. 黄连

【正确答案】ADE

【易错答案】错选或漏选。

【答案分析】连翘、竹叶、黄连均入心经，有不同程度的清心泻火之作用，而夏枯草入肝经，长于清肝火、散郁结，黄芩善清肺热，故答案应选ADE。

5. 具有清热解毒、凉血功效的药物有哪些

A. 穿心莲　　　　　　　B. 大青叶　　　　　　　C. 板蓝根
D. 青黛　　　　　　　　E. 贯众

【正确答案】ABCDE

【易错答案】漏选一项或多项。

【答案分析】穿心莲、大青叶、板蓝根、青黛、贯众均能清热解毒、凉血，皆可用治热毒、血热证。

6. 患者热淋涩痛，可选择下列哪些药物治疗

A. 蒲公英　　　　　　　B. 连翘　　　　　　　　C. 竹叶
D. 板蓝根　　　　　　　E. 鱼腥草

【正确答案】ABCE

【易错答案】错选或漏选。

【答案分析】蒲公英、鱼腥草均功能利湿通淋，连翘、竹叶兼有清心利尿之功，以上药物对湿热所致的小便淋沥涩痛均可使用。而板蓝根功能清热解毒，凉血利咽，无利湿利尿作用。故答案应选ABCE。

7. 板蓝根可用于治疗哪些病证

A. 外感发热　　　　　　B. 温毒发斑　　　　　　C. 咽喉肿痛
D. 痄腮　　　　　　　　E. 丹毒

【正确答案】ABCDE

【易错答案】漏选A项。

【答案分析】板蓝根具有清热解毒，凉血，利咽之功效。善解瘟疫热毒，凉血消肿。故可用治外感发热，温毒发斑，咽喉肿痛，痄腮，丹毒等证。答案应选ABCDE。板蓝根并无疏散解表作用，若与疏散风热药同用，便能表里同治，A项是常常出错的选项。

8. 金银花随配伍的不同，可用治下列哪些病证

A. 疮痈肿痛　　　　　　B. 风热感冒　　　　　　C. 温病初起
D. 热入营血　　　　　　E. 热毒血痢

【正确答案】ABCDE

【易错答案】漏选D、E。

【答案分析】金银花具有清热解毒、疏散风热的功效，用治痈肿疔疮、外感风热等证。取其

芳香疏散之性，又有透营转气之功，故对于温热病卫气营血各个阶段，经不同配伍均可使用。本品兼能解毒止痢，热毒血痢亦常用之。因此答案应选ABCDE。因为金银花没有较强的清热凉血作用，所以误认不用治血热证而漏选D、E项。

（三）简答题

试比较金银花与连翘功效主治的异同点。

【正确答案】金银花与连翘，均有清热解毒、疏散风热作用，既能透热达表，又能清里热而解毒。对外感风热、温病初起以及热毒疮疡、红肿热痛等证常相须为用。不同之处在于，金银花疏散表热之效优，且炒炭后善于凉血止痢，用治热毒血痢。连翘清心解毒之力强，并善于消痈散结，为"疮家圣药"，用治瘰疬痰核；且连翘心又善于清心利尿，善治热入心包、高热神昏、热淋涩痛。

【易错答案】对金银花与连翘各自功效特点描述不全面。

【答案分析】金银花与连翘均有清热解毒、疏散风热功效。不同之处在于，金银花质轻透散，解表力强。连翘善入心经，具有上清心火，下利小便作用，其散结消痈力强，为"疮家圣药"。

第四节　清热凉血药

◎ **重点** ◎

1. 下列药物的性能、功效、应用

生地黄、玄参、牡丹皮、赤芍

2. 下列药物的功效、主治病证

紫草、水牛角

3. 下列药物的用法用量

紫草、水牛角

4. 下列药物的使用注意

生地黄、玄参、牡丹皮、赤芍、紫草

5. 生地黄与玄参、牡丹皮与赤芍等相似药物性能功用的共同点与不同点

◎ **难点** ◎

1. 下列药物的性能、功效、应用

生地黄、玄参、牡丹皮、赤芍

2. 生地黄与玄参、牡丹皮与赤芍相似药物性能功用的共同点与不同点

常见试题

（一）单选题

1. 既能清热凉血，又能养阴生津的药物是

A. 知母 B. 天花粉 C. 生地黄
D. 芦根 E. 牡丹皮

【正确答案】C

【易错答案】A

【答案分析】知母、天花粉、芦根虽能生津止渴，但无清热凉血作用；牡丹皮虽能清热凉血，但不能养阴生津；只有生地黄既能清热凉血，又能养阴生津，故正确答案是C项。

2. 玄参具有的功效是
A. 清热凉血、祛瘀 B. 泻火解毒、透疹 C. 清热凉血、止呕
D. 泻火解毒、滋阴 E. 清热解毒、利尿

【正确答案】D

【易错答案】A、C

【答案分析】玄参具有清热凉血、泻火解毒的功效，但无祛瘀、透疹、止呕、利尿等作用，故答案A、B、C、E是错误的。玄参甘寒质润，除泻火解毒外，还善滋阴润燥，故答案D是正确的。

3. 紫草具有的功效是
A. 清热凉血、化湿 B. 清热凉血、燥湿 C. 清热解毒、利咽
D. 解毒透疹、活血 E. 清热燥湿、透疹

【正确答案】D

【易错答案】A、B

【答案分析】在备选答案中，化湿、燥湿、清热燥湿、利咽等功效均不是紫草的功效，故A、B、C、E不是正确答案。紫草除清热凉血外，尚具有解毒透疹、活血作用，故答案D项是正确的。

4. 既能清热凉血，又能定惊的药物是
A. 栀子 B. 水牛角 C. 生地黄
D. 穿心莲 E. 龙胆

【正确答案】B

【易错答案】C、D

【答案分析】栀子、生地黄、穿心莲均有清热凉血功效，但无定惊作用；龙胆能泻肝火以定惊搐，但无清热凉血作用。故A、C、D、E不是正确答案，只有水牛角既能清热凉血，又能定惊，故答案B项是正确的。

5. 既能清热凉血，又能活血祛瘀的药物是
A. 牡丹皮 B. 地骨皮 C. 生地黄
D. 白薇 E. 玄参

【正确答案】A

【易错答案】C、D

【答案分析】地骨皮、生地黄、白薇、玄参四药均能清热凉血，但均无活血祛瘀之功，故B、

C、D、E 均不是正确答案。只有牡丹皮既能清热凉血，又能活血祛瘀，故正确答案是 A 项。

（二）多选题

1. 生地黄的主治证有哪些
   A. 热入营血　　　　　B. 血热吐衄　　　　　C. 阴虚内热
   D. 内热消渴　　　　　E. 津伤便秘

【正确答案】ABCDE

【易错答案】漏选 E 项或他项。

【答案分析】生地黄是清热凉血之要药，常用治温热病热入营血，身热神昏及血热吐衄、便血等证。又生地黄长于养阴生津、清退虚热，可用治阴虚内热骨蒸、内热消渴以及肠燥便秘，因此，答案 ABCDE 都是正确的。一般认为，用治肠燥便秘的药物，像郁李仁一样具有润肠通便作用，肠燥便秘是生地记忆的难点，常见的错误是漏选 E 项。

2. 既能清热凉血，又能活血化瘀的药物是
   A. 生地黄　　　　　B. 牡丹皮　　　　　C. 玄参
   D. 赤芍　　　　　　E. 紫草

【正确答案】BDE

【易错答案】错选或漏选。

【答案分析】生地、玄参具有清热凉血作用，但无活血作用。而牡丹皮、赤芍、紫草三药既能凉血又能活血。故正确答案是 BDE。

3. 牡丹皮的主治证有哪些
   A. 血瘀经闭　　　　　B. 温毒发斑　　　　　C. 跌打伤痛
   D. 血热吐衄　　　　　E. 无汗骨蒸

【正确答案】ABCDE

【易错答案】漏选一项或多项。

【答案分析】牡丹皮功能清热凉血，可用治温毒发斑、血热吐衄之证。又能活血，故用治血瘀经闭、跌打伤痛。牡丹皮善于清透阴分伏热，可用治热伏阴分之夜热早凉、无汗骨蒸，故答案 ABCDE 是正确的。

4. 赤芍的主治证有哪些
   A. 血瘀痛经　　　　　B. 肝郁胁痛　　　　　C. 温毒发斑
   D. 血热吐衄　　　　　E. 癥瘕腹痛

【正确答案】ABCDE

【易错答案】漏选一项或多项。

【答案分析】赤芍为清热凉血常用药，主治温毒发斑、血热吐衄；又本品专入肝经而长于散瘀止痛，可用治血瘀痛经、肝郁胁痛、癥瘕腹痛等病证，故答案是 ABCDE 正确的。

5. 玄参的主治证有哪些

A. 热入营血身热神昏　　　　B. 痈肿疮毒　　　　C. 阴虚内热骨蒸

D. 目赤咽痛　　　　E. 肠燥便秘

【正确答案】ABCDE

【易错答案】漏选一项或多项。

【答案分析】玄参是清热凉血药，用治温热病热入营血身热神昏等证。本品长于养阴生津、清退虚热，可用治阴虚内热骨蒸、肠燥便秘。玄参泻火解毒力较强，故能治疗火毒炽盛之目赤咽痛、痈肿疮毒等病证，故答案是 ABCDE 正确的。

（三）简答题

1. 试比较生地黄与玄参的功效及主治证的共同点与不同点。

【正确答案】生地黄、玄参皆具有清热凉血、养阴生津功效，用治温病热入营血、热病伤阴、阴虚发热等证，常相须为用。但生地黄清热凉血、养阴生津之力较强，故血热吐衄、津伤口渴、内热消渴者多用。玄参泻火解毒力较强，故用治火毒炽盛之咽喉肿痛、痰火瘰疬等证。

【易错答案】对生地黄、玄参的药性特点描述不准确。

【答案分析】生地黄、玄参皆具有清热凉血、养阴生津功效，不同之处在于生地清热凉血作用强，而玄参还有清热解毒作用，而生地无此功效。

2. 试比较牡丹皮与赤芍的功效及主治证的共同点与不同点。

【正确答案】牡丹皮、赤芍均能清热凉血、活血祛瘀，主治温毒发斑、血热吐衄、血瘀经闭痛经、跌打伤痛、痈肿疮毒等证，常相须为用。不同之处，牡丹皮善于清透阴分伏热，用治温病伤阴，阴虚发热，夜热早凉。赤芍味酸善入肝经，活血散瘀止痛力强，尤多用于治肝热目赤肿痛、肝郁胁痛。

【易错答案】对牡丹皮、赤芍的各自特点描述不准确。

【答案分析】牡丹皮、赤芍均能凉血、活血，用治血热证、瘀血证。不同之处在于，牡丹皮可清退虚热；而赤芍酸入肝经，散瘀止痛力强，又可清肝火、散肝郁。

第五节　清虚热药

◎ 重点 ◎

1. 下列药物的功效、应用

青蒿、地骨皮

2. 下列药物的功效

白薇、银柴胡、胡黄连

3. 下列药物的用法用量

青蒿

4. 下列药物的使用注意

青蒿

◎ 难点 ◎

1. 下列药物的功效、应用

青蒿、地骨皮

2. 下列药物的用法

青蒿宜后下或鲜用绞汁服。

常见试题

（一）单选题

1. 既能退虚热，又可解毒疗疮的药物是

A. 胡黄连　　　　　　　　B. 地骨皮　　　　　　　　C. 白薇

D. 连翘　　　　　　　　　E. 青蒿

【正确答案】C

【易错答案】B、E

【答案分析】胡黄连、地骨皮、青蒿均能清退虚热，而白薇具有解毒作用。连翘具有清热解毒作用，但无清虚热作用。故正确答案应为C项。

2. 既善清虚热，又可清泄肺热的药物是

A. 黄芩　　　　　　　　　B. 地骨皮　　　　　　　　C. 穿心莲

D. 石膏　　　　　　　　　E. 鱼腥草

【正确答案】B

【易错答案】C、E

【答案分析】本题五个备选药物均有清泄肺热的作用，同可用于肺热咳喘。然只有地骨皮兼能清虚热，具有凉血除蒸，清肺降火之功效。故答案应选择B项。

3. 青蒿的用法是

A. 后下　　　　　　　　　B. 先煎　　　　　　　　　C. 冲服

D. 另煎　　　　　　　　　E 泡服

【正确答案】A

【易错答案】D、E

【答案分析】青蒿是芳香药物，不宜久煎，其有效成分高温被破坏，所以A项是正确答案。对另煎、泡服的概念不明确，而常误选D、E项。

4. 银柴胡的功效是

A. 清虚热，除疳热　　　　B. 清虚热，凉血　　　　　C. 解表退热，除疳热

D. 清湿热，除疳热　　　　　　　　E. 清虚热，清湿热

【正确答案】A

【易错答案】C、D、E

【答案分析】银柴胡从药名上区别柴胡，从功效上区别胡黄连。银柴胡具有的功效是清虚热，除疳热。故A项是正确答案。

5. 小儿疳积发热，治疗宜选用的药物是
　　A. 黄连　　　　　　　　B. 白薇　　　　　　　　C. 胡黄连
　　D. 地骨皮　　　　　　　E. 丹皮

【正确答案】C

【易错答案】A

【答案分析】可用治小儿疳积发热的是胡黄连、银柴胡，所以C项是正确答案。从药名上区分黄连，故常误选A项。

（二）多选题

1. 青蒿具有的功效有哪些
　　A. 清虚热　　　　　　　B. 凉血除蒸　　　　　　C. 通淋
　　D. 解暑　　　　　　　　E. 截疟

【正确答案】ABDE

【易错答案】错选C项或漏选。

【答案分析】青蒿的功效是清虚热、凉血除蒸、解暑、截疟，青蒿没有利尿通淋之功，故本题的答案应选ABDE。

2. 青蒿的主治病证有哪些
　　A. 疟疾寒热　　　　　　B. 暑热外感　　　　　　C. 劳热骨蒸
　　D. 温邪伤阴　　　　　　E. 疳积发热

【正确答案】ABCD

【易错答案】错选E项或漏选他项。

【答案分析】青蒿长于清退阴分伏热，用治温邪伤阴、劳热骨蒸等证。其芳香性寒，善解暑热，用治暑热外感，又善除疟疾寒热。故ABCD是正确答案。青蒿没有除疳积的功效，不用治疳积发热，但是常见的错误选项。

3. 患者阴虚发热，骨蒸潮热，可选择下列哪些药物用于治疗
　　A. 地骨皮　　　　　　　B. 知母　　　　　　　　C. 牡丹皮
　　D. 胡黄连　　　　　　　E. 白薇

【正确答案】ABCDE

【易错答案】漏选C项或他项。

【答案分析】地骨皮功效凉血退蒸，能清肝肾之虚热，为退虚热、疗骨蒸之佳品；知母功能

清热泻火，滋阴润燥，泻肾火而除骨蒸；牡丹皮善于清透阴分伏热，除无汗骨蒸；胡黄连功能退虚热，除疳热，主治阴虚发热及小儿疳积发热。黄柏善泻相火，退骨蒸，主治阴虚火旺，骨蒸劳热。以上五味药均可用于虚热证，故答案应选ABCDE。本题经常出错的选项是C项，牡丹皮善清虚热的功效特点是记忆难点。

4. 地骨皮可用治哪些病证

A. 血热出血　　　　B. 肺热咳嗽　　　　C. 胃火消渴

D. 阴虚发热　　　　E. 盗汗骨蒸

【正确答案】ABDE

【易错答案】错选C项或漏选他项。

【答案分析】地骨皮功能清退虚热，用治阴虚发热、盗汗骨蒸。其主入肺经，善清肺热，用治肺热咳嗽。地骨皮又能凉血止血，用治血热出血证。故ABDE是正确答案。地骨皮无明显清胃热作用，所以C项不是正确答案。

5. 既能清退虚热，又能除疳积发热的药物有哪些

A. 白薇　　　　　　B. 地骨皮　　　　　C. 黄柏

D. 银柴胡　　　　　E. 胡黄连

【正确答案】DE

【易错答案】错选或漏选。

【答案分析】上述药物均能清退虚热，只有银柴胡、胡黄连兼有除疳热作用，故DE是正确答案。

第十章 泻下药

◎ **重点** ◎

1. 攻下药、润下药与峻下逐水药的功效及主治病证
2. 泻下药的使用注意
3. 下列药物的性能、功效、主治病证

大黄、芒硝

4. 下列药物的功效、主治病证

火麻仁、甘遂

5. 下列药物的功效

番泻叶、芦荟、郁李仁、大戟、芫花、巴豆霜

6. 下列药物的用法用量

大黄、芒硝、番泻叶、甘遂、大戟、芫花、巴豆霜

7. 下列药物的使用注意

大黄、芒硝、番泻叶、甘遂、大戟、芫花、巴豆霜

8. 大黄与芒硝性能功用的共同点与不同点

◎ **难点** ◎

1. 下列药物的性能、功效、主治病证

大黄、芒硝

2. 大黄与芒硝性能功用的共同点与不同点

常见试题

（一）单选题

1. 大黄用以攻下通便，应选择的用法是

A. 生大黄后下　　B. 生大黄先煎　　C. 熟大黄
D. 酒炙大黄　　E. 大黄炭

【正确答案】A

【易错答案】B

【答案分析】大黄生用泻下力强，故治疗便秘应生用，且入汤剂后下，或开水泡服。而生大

黄久煎或熟用，泻下力均减弱；酒炙大黄作用偏上，熟大黄活血力强；大黄炭偏于止血，故答案应选择 A 项。

2. 既可润肠通便，又能利水消肿的药物是
A. 决明子　　　　　B. 生地黄　　　　　C. 火麻仁
D. 郁李仁　　　　　E. 松子仁
【正确答案】D
【易错答案】C、E
【答案分析】本题中的五个备选药物中，均具有润肠通便的作用，但只有郁李仁尚具有利水消肿之功，故答案选 D 项。

3. 甘遂内服时用量是
A. 0.01g~0.5g　　　B. 0.5~1.5g　　　　C. 0.5~3g
D. 1~3g　　　　　　E. 3~10g
【正确答案】B
【易错答案】C
【答案分析】由于甘遂有毒，内服时用量不宜过大，适宜 0.5~1.5g，答案选 B 项。

4. 下列除哪项外，均为巴豆霜的功效
A. 峻下冷积　　　　B. 逐水退肿　　　　C. 豁痰利咽
D. 破血消癥　　　　E. 外用蚀疮
【正确答案】D
【易错答案】C、E
【答案分析】巴豆霜辛热善除冷积，有较强的逐水退肿作用，并能祛痰利咽以利呼吸；外用有蚀腐肉，疗疮毒的作用，而无破血消癥作用，故答案选 D 项。

5. 巴豆霜内服多入丸散，用量宜
A. 0.1~0.3g　　　　B. 0.3~0.9g　　　　C. 1~3g
D. 3~10g　　　　　E. 10~15g
【正确答案】A
【易错答案】B
【答案分析】巴豆霜有大毒，且药性峻猛，故临床内服入丸散，用量不宜过大，以 0.1~0.3g 为宜。故答案选 A 项。

（二）多选题

1. 大黄具有的功效有哪些
A. 泻下攻积　　　　B. 清热泻火　　　　C. 凉血解毒
D. 化痰止咳　　　　E. 逐瘀通经
【正确答案】ABCE

【易错答案】错选 D 项或漏选。

【答案分析】大黄的功效是泻下攻积，清热泻火，凉血解毒，逐瘀通经。故答案应选择 ABCE。大黄与虎杖的功效相似，虎杖具有化痰止咳的作用，而大黄没有化痰止咳作用，出题时常用虎杖的功效来做陷阱，常错选 D 项。

2. 大黄可用治下列哪些病证
   A. 积滞便秘　　　　　B. 血热吐衄　　　　　C. 热毒疮疡
   D. 瘀血经闭　　　　　E. 湿热痢疾
   【正确答案】ABCDE
   【易错答案】漏选 E 项或他项。
   【答案分析】大黄泻下攻积，既可荡涤肠胃，又可导湿热外出，用治便秘或湿热痢疾；又具清热泻火，凉血止血之功，治血热吐衄；另外，尚有清热解毒，逐瘀通经之力，用治热毒疮疡和瘀血证。故答案应选择 ABCDE。

3. 芒硝的功效有哪些
   A. 泻下攻积　　　　　B. 泻下逐水　　　　　C. 润燥软坚
   D. 润肺止咳　　　　　E. 清火消肿
   【正确答案】ACE
   【易错答案】错选或漏选。
   【答案分析】芒硝味咸软坚，苦寒泻下，功效具有泻下攻积，润燥软坚，清热消肿之力。故答案应选择 ACE。

4. 下列属于峻下逐水药的药物有哪些
   A. 牵牛子　　　　　　B. 巴豆霜　　　　　　C. 甘遂
   D. 京大戟　　　　　　E. 芫花
   【正确答案】ABCDE
   【易错答案】漏选一项或多项。
   【答案分析】上述备选药物均属峻下逐水药。故答案选择 ABCDE。

5. 下列具有润肠通便作用的药物有哪些
   A. 酸枣仁　　　　　　B. 桃仁　　　　　　　C. 火麻仁
   D. 郁李仁　　　　　　E. 松子仁
   【正确答案】BCDE
   【易错答案】错选 A 项或漏选他项。
   【答案分析】备选药物的用药部位均为植物的果实或种子（仁），含有一定油脂。但其中只有酸枣仁无润肠通便作用，而其它四味药物均具有润肠通便的作用，故答案应选择 BCDE。酸枣仁是经常出错的选项，也是出题设计的陷阱。

（三）简答题

1. 比较大黄、芒硝功效与主治证的异同。

【正确答案】两者均属于攻下药，具有泻下攻积的作用，用治积滞便秘。但大黄味苦泻下力强，有荡涤肠胃之功，为治疗积滞便秘之要药，又因其苦寒沉降，故实热便秘尤为适宜。而芒硝味咸，可软坚泻下，尤宜大便燥结者。另外，大黄可泻火凉血，用治火热上炎的吐衄血，目赤咽肿；可清热解毒，用治热毒疮疡、烧烫伤；可逐瘀通经，用治瘀血诸证；可利湿退黄，用治湿热蕴结的痢疾、黄疸、淋证等。芒硝外用具有较好的清热消肿作用，用治咽痛、口疮、目赤及疮疡肿痛等。

【易错答案】对大黄的功效与主治证论述不全面，没有强调大黄善治实热便秘，常常遗漏大黄的主治证湿热黄疸、淋证。对芒硝的泻下特点润燥软坚描述不全面。

【答案分析】大黄泻下力强，为治热结便秘之主药，芒硝可软坚泻下，善除燥屎坚结。二者的不同之处，大黄是苦寒的清热药，具有清热、解毒、利湿、凉血作用，用治火热证、热毒证、湿热证、血热证，其中湿热黄疸、淋证是记忆的难点。另外，大黄又有活血化瘀药的特点，用治瘀血证。芒硝有清热消肿作用，外用可治咽痛口疮等证。

2. 试述攻下药的性能特点及主要适应证。

【正确答案】攻下药大多苦寒沉降，主入胃、大肠经。既有较强的攻下通便作用，又有清热泻火之效。主要适用于大便秘结、燥屎坚结及实热积滞之证。具有较强清热泻火作用的攻下药，又可用于热病高热神昏，谵语发狂，火热上炎的头痛目赤以及火热炽盛的吐衄血。对痢疾初起，下痢后重，或饮食积滞，泻而不畅之证，可适当配用本类药物。

【易错答案】攻下药的适应证常常遗漏其用治火热诸证及痢疾、伤食泻等证。

【答案分析】攻下药以大黄为代表，可联系其功效应用进行记忆。攻下药的泻下攻积作用，可用治大便秘结证，其清热泻火功效可用治火热上炎所致头痛目赤诸证，起到"釜底抽薪"作用，对于湿热痢疾，或伤食泄泻，也可用泻下药攻逐积滞，消除病因，是"通因通用"的治则。

3. 泻下药的使用注意有哪些？

【正确答案】使用泻下药中的攻下药、峻下逐水药时，因其作用峻猛，或具有毒性，易伤正气及脾胃，故年老体虚、脾胃虚弱者当慎用；妇女胎前产后及月经期应当忌用。应用作用较强的泻下药时，当奏效即止，切勿过剂，以免损伤胃气。使用作用峻猛而有毒性的泻下药时，一定要严格炮制法度，控制用量，避免中毒现象发生，确保用药安全。

【易错答案】对泻下药的使用注意的要点论述不全面。

【答案分析】分析其要点有三：一是体弱者慎用，因有活血作用，孕妇忌用。二是控制用量。三是控制炮制，以避免中毒。

第十一章 祛风湿药

◎ **重点** ◎

1. 祛风湿药的配伍方法有哪些
2. 下列药物的功效、应用

独活、威灵仙、川乌、蕲蛇、木瓜、秦艽、防己、五加皮、桑寄生

3. 下列药物的功效

络石藤、豨莶草、狗脊

4. 下列药物的用法用量

川乌、蕲蛇、雷公藤

5. 下列药物的使用注意

川乌、防己、雷公藤

6. 羌活与独活性能功用的共同点与不同点

◎ **难点** ◎

1. 下列药物的功效、应用

独活、威灵仙、川乌、蕲蛇、木瓜、秦艽、防己、五加皮、桑寄生

2. 羌活与独活性能功用的共同点与不同点

常见试题

（一）单选题

1. 患者风寒湿痹，腰膝疼痛，尤以下肢关节疼痛为甚，治疗宜首选的药物是

A. 威灵仙　　　　　　B. 乌梢蛇　　　　　　C. 羌活
D. 海风藤　　　　　　E. 独活

【正确答案】E

【易错答案】C

【答案分析】独活主入肾经，性善下行，故善治腰膝、腿足关节疼痛属下部寒湿者，故答案应为E项。羌活的药名、功效与独活相似，但羌活入足太阳膀胱经，善治上半身风湿痹痛，C项是常见的错误选项。

2. 既能祛风湿，又能消骨鲠的药物是

A. 防己　　　　　　　　B. 蚕沙　　　　　　　　C. 威灵仙

D. 桑寄生　　　　　　　E. 秦艽

【正确答案】C

【易错答案】A、D

【答案分析】本题测试的是威灵仙的功效，祛风湿，消骨鲠，故答案宜选C项。

3. 患者风寒湿痹，关节疼痛，不可屈伸，遇寒加重，治疗风寒湿痹寒邪偏盛者宜首选的药物是

A. 狗脊　　　　　　　　B. 防己　　　　　　　　C. 威灵仙

D. 川乌　　　　　　　　E. 独活

【正确答案】D

【易错答案】B、E

【答案分析】本题测试的是川乌的功效特点，其味辛、苦，性热，善于祛风湿、温经散寒、止痛，故对风湿痹证寒邪偏盛者尤宜，答案宜选D项。

4. 患者湿痹，筋脉拘挛，关节酸重，吐泻转筋，治疗最宜选用的药物是

A. 木瓜　　　　　　　　B. 防己　　　　　　　　C. 豨莶草

D. 秦艽　　　　　　　　E. 伸筋草

【正确答案】A

【易错答案】D

【答案分析】木瓜功能舒筋活络，为治湿痹、筋脉拘挛的要药。又能和胃化湿，用治湿阻中焦所致吐泻转筋，故答案宜选A项。

5. 患者因肝肾不足所致之胎动不安，胎漏下血，治疗应首选的药物是

A. 紫苏　　　　　　　　B. 狗脊　　　　　　　　C. 黄芩

D. 桑寄生　　　　　　　E. 五加皮

【正确答案】D

【易错答案】B

【答案分析】紫苏、黄芩、桑寄生均治胎动不安，但紫苏功效重在行气，黄芩重在清热，桑寄生功能补肝肾而安胎。狗脊与五加皮虽能补肝肾，但无安胎功效，故应选D项。

6. 五加皮具有的功效是

A. 祛风湿，补肝肾，安胎　　B. 祛风湿，补肝肾，强腰膝　　C. 祛风湿，补肝肾，利水

D. 祛风湿，强筋骨，补肾阳　　E. 祛风湿，强筋骨，止血

【正确答案】C

【易错答案】B

【答案分析】本题测试的是五加皮的功效祛风湿，补肝肾，同时兼有利水作用。故正确答案

7. 既能祛风湿，又有解毒功效的药物是
   A. 桑枝　　　　　　　　B. 豨莶草　　　　　　　　C. 防己
   D. 秦艽　　　　　　　　E. 臭梧桐
   【正确答案】B
   【易错答案】C
   【答案分析】本题测试的是豨莶草的功效祛风湿，利关节，其性苦寒又能清热解毒。故正确答案为B项。

8. 功能祛风，通络，止痉的药物是
   A. 威灵仙　　　　　　　B. 蕲蛇　　　　　　　　　C. 防风
   D. 秦艽　　　　　　　　E. 独活
   【正确答案】B
   【易错答案】C、D
   【答案分析】蕲蛇具有走窜通络之性，既能祛外风，又能息内风，善于止痉，因此本题正确答案是B项。防风可祛风止痉但无通络作用，秦艽可祛风通络但无止痉作用，均是常见的错误选项。

9. 功能祛风湿，利水消肿，善治湿热痹证的药物是
   A. 秦艽　　　　　　　　B. 防己　　　　　　　　　C. 五加皮
   D. 桑枝　　　　　　　　E. 豨莶草
   【正确答案】B
   【易错答案】C
   【答案分析】本题测试防己的功效特点，祛风湿，利水消肿，其性苦寒，又能清热，善治湿热痹证。五加皮功能祛风湿，利水消肿，但无清热作用，不是治疗湿热痹证的要药。

10. 被称为"风药中之润剂"的药物是
    A. 威灵仙　　　　　　　B. 防己　　　　　　　　　C. 蕲蛇
    D. 川乌　　　　　　　　E. 秦艽
    【正确答案】E
    【易错答案】A
    【答案分析】秦艽味辛、苦，辛散而不峻烈，味苦而不燥热，质润性平而无伤阴之弊，对风湿痹证，寒热新久均可配伍应用，故有"风药中之润剂"之称。威灵仙、蕲蛇、川乌性偏温燥，防己性偏苦燥，均不是正确答案。

11. 川乌的性味是
    A. 辛、苦，寒　　　　　B. 辛、苦，平　　　　　　C. 辛、甘，热
    D. 辛、咸，温　　　　　E. 辛、苦，热

【正确答案】E

【易错答案】C

【答案分析】本试题测试性味与功效的联系。辛能散,苦能燥,性热能祛寒,故川乌有祛风湿,温经止痛之功,为治寒湿痹痛的要药。

(二) 多选题

1. 秦艽具有的功效有哪些

   A. 清湿热　　　　　B. 通络止痛　　　　　C. 祛风湿

   D. 退虚热　　　　　E. 解毒

   【正确答案】ABCD

   【易错答案】错选或漏选。

   【答案分析】秦艽的功效是祛风湿,通络止痛,退虚热,清湿热。用治风湿痹证,中风不遂,骨蒸潮热,疳积发热,湿热黄疸。因此答案应是ABCD。

2. 桑寄生具有的功效有哪些

   A. 补肝肾　　　　　B. 强筋骨　　　　　C. 祛风湿

   D. 安胎　　　　　　E. 活血舒筋

   【正确答案】ABCD

   【易错答案】错选或漏选。

   【答案分析】桑寄生的功效是祛风湿,补肝肾,强筋骨,安胎。可治疗风湿痹证,崩漏经多,妊娠漏血,胎动不安。故答案应是ABCD。

3. 下列具有补肝肾,强筋骨功效的药物有哪些

   A. 桑寄生　　　　　B. 杜仲　　　　　　C. 续断

   D. 五加皮　　　　　E. 狗脊

   【正确答案】ABCDE

   【易错答案】漏选E项或他项。

   【答案分析】祛风湿药中的桑寄生、五加皮、狗脊,兼有补肝肾,强筋骨作用,补虚药中的杜仲、续断功能补肝肾,强筋骨,所以本题的正确答案是ABCDE。狗脊的功效是记忆的难点,也是常出错的选项。

4. 木瓜可用治下列哪些病证

   A. 风湿痹证　　　　B. 脚气水肿　　　　C. 跌打损伤

   D. 风疹湿疹　　　　E. 吐泻转筋

   【正确答案】ABE

   【易错答案】错选或漏选。

   【答案分析】木瓜功能舒筋活络,祛湿除痹,可用治风湿痹证;药性芳香,化湿和中,可用治湿阻中焦所致吐泻转筋,湿邪下注所致的脚气水肿,所以答案是ABE。

5.川乌可用治下列哪些病证
A.风寒湿痹 B.心腹冷痛 C.寒疝疼痛
D.瘀血疼痛 E.麻醉止痛

【正确答案】ABCE

【易错答案】错选或漏选。

【答案分析】川乌辛散温通,可祛风除湿用治风湿痹痛,可散寒止痛用治阴寒内盛之心腹冷痛、寒疝腹痛,其散寒止痛之功可用于麻醉止痛,所以答案是 ABCE。

(三)简答题

1.使用祛风湿药如何选药和配伍?

【正确答案】由于引起痹证的原因不一,类型有别,邪犯的部位有殊,病程有新久不同,故使用祛风湿药应根据具体情况选择药物并作适当配伍。如风邪偏盛的行痹,应选择善能祛风的祛风湿药,佐以活血养营之品;湿邪偏盛的着痹,应选择温燥的祛风湿药,佐以健脾渗湿之品;寒邪偏盛的痛痹,当选用温性较强的祛风湿药,佐以通阳温经之品;外邪入里而从热化或郁久化热的热痹,当选用寒凉的祛风湿药,酌情配伍凉血清热解毒药;感邪初期,病邪在表,当配伍散风胜湿的解表药;病邪入里,须与活血通络药同用;若夹有痰浊、瘀血者,须与祛痰、散瘀药同用;久病体虚,肝肾不足,抗病能力减弱,应选用强筋骨的祛风湿药,配伍补肝肾、益气血的药物,扶正以祛邪。

【易错答案】对祛风湿药的配伍方法描述不全面。

【答案分析】"风寒湿三气杂至,合而为痹",风、寒、湿三种邪气各有偏重,可分为风痹、寒痹、湿痹三种配伍药物。邪气痹阻于关节,常夹有痰浊、瘀血,与祛痰、活血药同用。痹证日久,常累及肝肾,出现肝肾不足,因而配伍补肝肾药物。

2.试述羌活与独活功效与应用的异同。

【正确答案】羌活与独活均能祛风湿,止痛,解表,用治风寒湿痹,风寒挟湿表证,头痛。但羌活性较燥烈,发散力强,常用于风寒感冒,治风寒湿痹,痛在上半身者;独活性较缓和,发散力较羌活为弱,多用于风寒湿痹在下半身者。若风寒湿痹,一身尽痛,两者常相须为用。

【易错答案】混淆羌活、独活的功效特点。

【答案分析】羌活主入足太阳膀胱经,辛温解表力强,其性上行,善治上半身的风寒湿痹,独活主入足少阴肾经,性善下行,尤宜于风寒湿痹在下半身者。

第十二章 化湿药

◎ **重点** ◎

1. 化湿药的性能、特点、功效、适应范围及使用注意
2. 下列药物的性能、功效、应用

   藿香、苍术、厚朴
3. 下列药物的功效、主治病证

   砂仁、豆蔻
4. 下列药物的功效

   佩兰、草果
5. 下列药物的用法用量

   砂仁、豆蔻
6. 砂仁与豆蔻性能功用的共同点与不同点

◎ **难点** ◎

1. 下列药物的性能、功效、应用

   藿香、苍术、厚朴
2. 砂仁与豆蔻性能功用的共同点与不同点

常见试题

（一）单选题

1. 化湿药的归经是

   A. 肺、膀胱经 B. 肺、脾经 C. 脾、肾经
   D. 脾、胃经   E. 心、肝经

   【正确答案】D

   【易错答案】C

   【答案分析】化湿药功能运脾化湿，主治湿浊困脾证，所以主入脾、胃经，D项是正确答案。

2. 既可燥湿健脾，又能祛风散寒的药物是

   A. 藿香 B. 佩兰 C. 苍术
   D. 厚朴 E. 砂仁

【正确答案】C

【易错答案】A

【答案分析】备选五味药物均具有芳香化湿之功,用治湿浊中阻证。只有苍术苦燥力强,且味辛性温,在内燥湿健脾,在外祛风散寒。故答案选C项。

3. 患者食积气滞,脘腹胀满,呕吐泄泻,治疗宜选用善于下气除满,为消除胀满的要药是

   A. 苍术　　　　　　　　B. 厚朴　　　　　　　　C. 砂仁

   D. 豆蔻　　　　　　　　E. 藿香

【正确答案】B

【易错答案】C

【答案分析】本题测试的是厚朴的功效特点,善于降气除满,为消除胀满的要药。故答案选B项。

4. 既可燥湿温中,又能除痰截疟的药物是

   A. 草豆蔻　　　　　　　B. 草果　　　　　　　　C. 豆蔻

   D. 砂仁　　　　　　　　E. 厚朴

【正确答案】B

【易错答案】A

【答案分析】本题测试草果的功效,不但具有燥湿温中之力,还可芳香辟秽,除痰截疟。故答案选B项。而草豆蔻的药名与草果相似,A项是常见的错误答案。

5. 患者脾经湿热,口中甜腻,口臭,多涎,治疗脾瘅症的良药是

   A. 藿香　　　　　　　　B. 苍术　　　　　　　　C. 厚朴

   D. 砂仁　　　　　　　　E. 佩兰

【正确答案】E

【易错答案】A

【答案分析】脾瘅为脾经湿热,口中甜腻多涎之证。佩兰性平,芳香善化湿浊,去陈腐,为治脾瘅之良药。故答案选E项。

6. 入汤剂须后下的是

   A. 龙骨、牡蛎　　　　　B. 生石膏、知母　　　　C. 砂仁、豆蔻

   D. 苍术、厚朴　　　　　E. 磁石、代赭石

【正确答案】C

【易错答案】A、E

【答案分析】砂仁、豆蔻均是芳香药物,入汤剂需后下,故选C项。混淆后下与先煎的概念,常误选A、E项。

(二)多选题

1. 砂仁可用治下列何些病证

   A. 脾胃虚寒吐泻　　　　B. 气滞胎动不安　　　　C. 湿阻中焦

D. 脾胃气滞　　　　　　　　E. 痰饮咳喘

【正确答案】ABCD

【易错答案】错选或漏选。

【答案分析】砂仁主入脾胃经，芳香温通，具有化湿醒脾、行气宽中、温中止泻的功效，用治湿阻中焦证、脾胃气滞证、脾胃虚寒吐泻等脾胃病证。砂仁功能行气和中而止呕安胎，又可用治气滞胎动不安。所以答案是ABCD。

2. 苍术可用治下列何种病证

A. 湿阻中焦　　　　B. 湿温初起　　　　C. 风湿痹痛

D. 风寒夹湿感冒　　E. 痰饮咳喘

【正确答案】ACD

【易错答案】错选或漏选。

【答案分析】苍术辛散苦燥，具有燥湿健脾，祛风除湿之功，用治湿阻中焦及风湿痹痛；又因其能开肌腠而发汗，祛肌表之风寒表邪，还可用于风寒夹湿之感冒。故答案选ACD。

3. 藿香具有的功效有哪些

A. 化湿　　　　　　B. 燥湿　　　　　　C. 止呕

D. 安胎　　　　　　E. 解暑

【正确答案】ACE

【易错答案】错选或漏选。

【答案分析】藿香芳香性温，具有良好的化湿、止呕之功，并可解暑，故答案选ACE。

4. 下列具有止呕作用的药物有哪些

A. 苍术　　　　　　B. 生姜　　　　　　C. 豆蔻

D. 藿香　　　　　　E. 厚朴

【正确答案】BCD

【易错答案】错选或漏选D项。

【答案分析】生姜为"呕家圣家"，藿香、豆蔻均能化湿止呕，苍术、厚朴无止呕作用，所以答案是BCD。藿香具有止呕作用，是记忆的难点，也是常出错的选项。

5. 下列具有安胎作用的药物有哪些

A. 藿香　　　　　　B. 苍术　　　　　　C. 砂仁

D. 桑寄生　　　　　E. 黄芩

【正确答案】CDE

【易错答案】错选或漏选。

【答案分析】化湿药中砂仁具有行气安胎之效，清热药中的黄芩可清热安胎，祛风湿药中的桑寄生可补肝肾安胎。故答案选CDE。

6. 厚朴具有的功效有哪些

A. 燥湿　　　　　　　B. 补脾　　　　　　　C. 消积
D. 下气　　　　　　　E. 平喘

【正确答案】ACDE

【易错答案】错选或漏选。

【答案分析】厚朴味苦燥湿，辛散消痰平喘，并可下气消积。厚朴没有补益作用，故答案选ACDE。

（三）简答题

1. 比较砂仁、豆蔻功能与主治的异同。

【正确答案】砂仁、豆蔻同为化湿药，具有化湿行气、温中止呕、止泻之功，常相须为用，用治湿阻中焦及脾胃气滞证。但豆蔻化湿行气之力偏中上焦，而砂仁温中偏中下焦。故豆蔻临床上可用于湿温痞闷，温中偏胃而善止呕；砂仁化湿行气力略胜，温中重在脾而善止泻。

【易错答案】对砂仁、豆蔻的共同功效描述不全面。

【答案分析】砂仁、豆蔻共同功效有三：化湿、行气和温中，均善治中焦病证：湿困脾胃、脾胃气滞、脾胃虚寒证。不同在于砂仁偏于止泻，豆蔻偏于止呕。

2. 何谓化湿药？试述其性能特点及功能主治。

【正确答案】凡气味芳香，性偏温燥，以化湿运脾为主要作用的药物，称为化湿药。本类药物辛香温燥，主入脾、胃经，能促进脾胃运化，消除湿浊。同时，其辛香行气，能行中焦之气机，以解除因湿浊引起的脾胃气滞之病机。此外，部分药还兼有解暑、辟秽等作用。化湿药主要适用于脾为湿困，运化失常所致的脘腹痞满、呕吐泛酸、大便溏薄、食少体倦、舌苔白腻等症。此外，对于湿温、暑湿等亦可选用。

【易错答案】对化湿药的特点认识不足。

【答案分析】化湿药的性味特点是辛香温燥，主入脾胃经，功能化湿和中，用治湿困脾胃证。

3. 比较苍术与厚朴性能及功用主治的异同。

【正确答案】两者均为化湿药，味辛、苦，性温，具有燥湿之功，常相须为用，治疗湿阻中焦之证。但苍术辛散温燥为主，为治湿阻中焦之要药，又可祛风湿。厚朴以苦味为重，苦降下气消积除满，又下气消痰平喘，既可除无形之湿满，又可消有形之实满，为消除胀满之要药。

【易错答案】对苍术、厚朴的功效特点未能掌握。

【答案分析】苍术善于燥湿，用治湿邪所致病证。苍术辛温发散，用治湿邪袭表所致风寒挟湿表证，风湿客于关节所致痹证；其辛香温燥，具有燥湿健脾，祛风散寒功效，用治湿阻中焦、湿浊下注所致诸证。厚朴具有燥湿功效之外，兼有行气作用。

第十三章 利水渗湿药

◎ **重点** ◎

1. 利水渗湿药性能特点、功效及适应范围
2. 下列药物的性能、功效、主治病证

茯苓、薏苡仁、车前子、茵陈

3. 下列药物的功效、主治病证

猪苓、泽泻、滑石、木通、石韦、金钱草、虎杖

4. 下列药物的功效

通草、瞿麦、地肤子、萆薢、海金沙

5. 下列药物的用法用量

薏苡仁、车前子、滑石、海金沙

6. 茯苓与猪苓、茯苓与薏苡仁、大黄与虎杖等相似药物性能功用的共同点与不同点

◎ **难点** ◎

1. 下列药物的性能、功效、主治病证

茯苓、薏苡仁、车前子、茵陈

2. 下列药物的功效、主治病证

猪苓、泽泻、滑石、木通、石韦、金钱草、虎杖

常见试题

（一）单选题

1. 可治疗寒热虚实各种水肿的药物是

A. 泽泻　　　　　　　　B. 猪苓　　　　　　　　C. 茯苓
D. 车前子　　　　　　　E. 薏苡仁

【正确答案】C

【易错答案】E

【答案分析】本题五味药物皆能利水消肿，治疗水肿，但只有茯苓既可祛邪，又可扶正，利水而不伤正气，为利水渗湿之要药，药性平和，可用治寒热虚实各种水肿，故正确答案是C项。薏苡仁既能利水，又能健脾，但药性寒凉，适用于热性水肿，E项薏苡仁是常见的错误选项，

也是出题设计的陷阱。

2. 患者肾阴不足，相火偏亢所致遗精，潮热，治疗宜选用的药物是
   A. 车前子　　　　　　B. 泽泻　　　　　　C. 蝼蛄
   D. 冬瓜皮　　　　　　E. 泽漆

【正确答案】B

【易错答案】A

【答案分析】利水渗湿药中，泽泻药性寒凉，能泄肾经之虚火，主治肾阴不足，相火偏亢之遗精、潮热之证，故答案应选择B项。车前子具有清热作用，可用治肺热咳喘、肝热目赤，但不能清虚热，A项是常见的错误选项。

3. 患者外感暑湿，脘闷呕吐，大便水泻，小便不利，治疗尤首选的药物是
   A. 滑石　　　　　　　B. 木通　　　　　　C. 荠菜
   D. 车前子　　　　　　E. 金钱草

【正确答案】A

【易错答案】D

【答案分析】本题测试滑石的应用特点，外能清热解暑，治疗暑湿外感，内能利尿通淋，分清浊而止泻，尤宜于小便不利之水泻。故答案应选择A项。车前子亦能利尿以渗湿止泻，用治小便不利之水泻，但无外解暑湿功效，不如滑石更适宜，常常误选D项车前子。

4. 患者脾虚湿困，脘闷恶心，食少纳呆，大便水泻，小便不利，治疗尤首选的药物是
   A. 滑石　　　　　　　B. 木通　　　　　　C. 荠菜
   D. 车前子　　　　　　E. 金钱草

【正确答案】D

【易错答案】A、B

【答案分析】本题测试车前子的功用，利尿通淋，渗湿止泻，善于分清浊而止泻，即"利小便以实大便"，故答案应选择D项。本题与上题题干相似，注意区分，滑石功能清热解暑，善治湿热水泻，常常误选滑石。

5. 功能利尿通淋，清热解暑，收湿敛疮的药物是
   A. 滑石　　　　　　　B. 车前子　　　　　C. 石膏
   D. 木通　　　　　　　E. 石韦

【正确答案】A

【易错答案】B、C

【答案分析】本题测试滑石的功效，利尿通淋，清热解暑，收湿敛疮，故答案应选择A项。车前子、木通、石韦虽能利水渗湿，但无清热解暑作用，石膏虽能收湿敛疮，但无利尿通淋作用，是常见的错误选项。

6. 功能利尿通淋，尤善止尿道疼痛，为治诸淋涩痛之要药的是

A. 地肤子 B. 海金沙 C. 车前草
D. 蝼蛄 E. 冬葵子

【正确答案】B

【易错答案】C

【答案分析】本题测试海金沙的功效特点。备选的五味药物，皆可利水通淋，用治淋证，只有海金沙善止尿道疼痛，为治诸淋涩痛之要药，故应选择B项。

7. 患者石淋，热淋涩痛，治疗宜首选的药物是

A. 萆薢 B. 木通 C. 石韦
D. 滑石 E. 金钱草

【正确答案】E

【易错答案】C

【答案分析】本题测试金钱草的功效特点。金钱草功能利尿通淋，善消结石，尤宜于治疗石淋，故答案应选择E项。

8. 患者血淋，小便淋漓，治疗宜首选的药物是

A. 萆薢 B. 木通 C. 石韦
D. 滑石 E. 金钱草

【正确答案】C

【易错答案】B、E

【答案分析】本题测试石韦的功效特点，石韦药性寒凉，清利膀胱而通淋，兼可凉血止血，尤宜于血淋，故答案应选择C项。

9. 患者膏淋，小便混浊，白如米泔，治疗宜首选的药物是

A. 萆薢 B. 木通 C. 石韦
D. 滑石 E. 金钱草

【正确答案】A

【易错答案】D、E

【答案分析】本题测试萆薢的功效特点，萆薢善利湿而分清去浊，为治膏淋要药，用于膏淋，小便混浊，白如米泔，故答案应选择A项。

10. 茵陈具有的功效是

A. 利湿退黄，利尿通淋 B. 利尿通淋，清热解暑 C. 利水消肿，清热解暑
D. 利尿通淋，破血通经 E. 清利湿热，利胆退黄

【正确答案】E

【易错答案】A

【答案分析】本题测试茵陈的功效，清利湿热，利胆退黄，故答案应选择E项。

11. 功能利湿退黄，利尿通淋的药物是

A. 茵陈 B. 车前子 C. 金钱草
D. 虎杖 E. 滑石

【正确答案】C

【易错答案】A、B

【答案分析】茵陈和虎杖具有利湿退黄作用，车前子和滑石具有利尿通淋作用。而只有金钱草兼有利湿退黄和利尿通淋的两个功效，其他药物无此特点，故正确答案选C项。

（二）多选题

1. 茯苓常用治哪些病证
   A. 脾虚泄泻 B. 水肿尿少 C. 痰饮眩悸
   D. 心神不安 E. 惊悸失眠

【正确答案】ABCDE

【易错答案】漏选D、E项或他项。

【答案分析】茯苓的功效是利水消肿，渗湿，健脾，宁心。主治水肿尿少、痰饮眩悸、脾虚泄泻、心悸失眠，故答案应选择ABCDE。茯苓具有安神作用，可用治心悸、失眠等证，是其记忆难点，也是常出现的错误。

2. 入汤剂宜包煎的药物有哪些
   A. 车前子 B. 泽泻 C. 滑石
   D. 海金沙 E. 木通

【正确答案】ACD

【易错答案】错选或漏选。

【答案分析】车前子黏性强、海金沙的孢子及滑石均细如粉末状，宜先用纱布袋装好，再与其它药物同煎，以防止药液混浊或沉于锅底，加热时引起焦化或糊化。而泽泻、木通煎法无特殊之处，不需包煎。故答案应选择ACD。

3. 患者肺热咳嗽，痰多色黄，治疗可选用下列哪些药物
   A. 车前子 B. 石韦 C. 瞿麦
   D. 萆薢 E. 虎杖

【正确答案】ABE

【易错答案】错选或漏选。

【答案分析】车前子、石韦、虎杖药性寒凉，入肺经，功能清肺止咳，治疗肺热咳嗽。萆薢、瞿麦则无清肺止咳作用，故答案应选择ABE。

4. 虎杖具有的功效有哪些
   A. 利尿通淋 B. 利湿退黄 C. 清热解毒
   D. 散瘀止痛 E. 化痰止咳

【正确答案】BCDE

【易错答案】错选 A 项或漏选。

【答案分析】虎杖药性苦寒，具有利湿退黄、清热解毒的作用，又能化痰止咳；其入血分，可散瘀止痛。因而答案应选择 BCDE。虎杖无利尿通淋作用，因与利湿退黄相似，是出题设计的陷阱，也是常见的错误。

5. 薏苡仁可用治下列哪些病证

A. 水肿　　　　　　　　B. 潮热盗汗　　　　　　　C. 湿痹拘挛
D. 肺痈　　　　　　　　E. 脾虚泄泻

【正确答案】ACDE

【易错答案】错选 B 项或漏选。

【答案分析】薏苡仁具有利水渗湿作用，可用治水肿，小便不利；又能健脾，用治脾虚泄泻；其渗湿除痹，可用于风湿痹痛；性寒清热，排脓消痈，因而可治肺痈、肠痈。因而答案应选择 ACDE。薏苡仁无退虚热作用，不用治潮热盗汗。

6. 车前子具有的功效有哪些

A. 利尿通淋　　　　　　B. 渗湿止泻　　　　　　　C. 清肝明目
D. 利胆退黄　　　　　　E. 清肺祛痰

【正确答案】ABCE

【易错答案】错选 D 项或漏选。

【答案分析】车前子功能利水通淋，分清浊而止泻，性寒可清肝热而明目，清肺热而化痰，因而答案应选择 ABCE。车前子无利胆退黄作用，D 项是出题设计的陷阱。

7. 滑石可用治下列哪些病证

A. 热淋　　　　　　　　B. 石淋　　　　　　　　　C. 黄疸
D. 暑湿　　　　　　　　E. 湿疹湿疮

【正确答案】ABDE

【易错答案】错选 C 项或漏选。

【答案分析】滑石功能利尿通淋，可治热淋、石淋；又能清热解暑，可治暑湿；又能收湿敛疮，可治湿疹湿疮。故答案选 ABDE。滑石无利胆退黄作用，不用治黄疸，常错选 C 项。

8. 木通可用治下列哪些病证

A. 热淋涩痛　　　　　　B. 肺热咳嗽　　　　　　　C. 湿热黄疸
D. 经闭乳少　　　　　　E. 心烦尿赤

【正确答案】ADE

【易错答案】错选 B、C 项或漏选。

【答案分析】木通功能利尿通淋，可用治热淋涩痛；又可清心火，可用治心烦尿赤；兼能通经下乳，用治经闭乳少。所以答案为 ADE。木通无利湿退黄作用，不用治黄疸，常错选 C 项，湿热黄疸是出题设计的陷阱。

9. 石韦可用治下列哪些病证
   A. 热淋血淋   B. 肺热咳喘   C. 口舌生疮
   D. 湿疹湿疮   E. 血热出血

   【正确答案】ABE

   【易错答案】错选或漏选。

   【答案分析】石韦功能利尿通淋，兼能止血，可治热淋血淋；其凉血之功，亦可用治血热出血；又能清肺止咳，用治肺热咳喘。所以答案是ABE。

10. 车前子可用于治疗哪些病证
    A. 痰热咳嗽   B. 热淋涩痛   C. 水肿胀满
    D. 湿盛泄泻   E. 目赤肿痛

    【正确答案】ABCDE

    【易错答案】漏选一项或多项。

    【答案分析】车前子利尿作用较强，可用治淋证、水肿；其利水湿，分清浊，从而止泻，用治湿盛泄泻；性寒而清肝明目，可治肝火上炎所致目赤肿痛；其清肺化痰作用，可治痰热咳嗽。

（三）简答题

1. 比较茯苓与薏苡仁功效、主治病证的共同点与不同点。

   【正确答案】茯苓与薏苡仁均归脾经，都能健脾利水渗湿，对于脾虚湿盛之证，常相须应用。茯苓药性平和，为利水渗湿之要药，其利水渗湿、健脾之力较薏苡仁为强，对于水肿，无论寒热虚实，均可配伍使用。取其利水健脾之功，常用治痰饮病眩晕、心悸等，为治痰饮病之要药，又有宁心作用，常用治心悸怔忡，失眠多梦。薏苡仁性凉能除痹，排脓，解毒散结，对于湿痹拘挛、肺痈、肠痈、癌肿等为常用。

   【易错答案】对茯苓与薏苡仁的功效特点认识不足。

   【答案分析】茯苓与薏苡仁均能利水渗湿，健脾。不同之处在于茯苓药性平和，兼有安神作用。薏苡仁性寒而善于清热，可治肺热肺痈、肠热肠痈。薏苡仁还可祛湿除痹，用治湿痹。

2. 比较猪苓与茯苓的功效共同点和不同点。

   【正确答案】猪苓与茯苓均甘淡性平，都能利水渗湿，对于水肿、小便不利、淋证等水湿内停者，常相须为用。但猪苓仅有利水渗湿之功，且利水作用较茯苓强；茯苓利中有补，能健脾补中，宁心安神，用于脾虚湿盛所致腹泻、便溏、食少等，以及失眠、健忘等。且茯苓又为治痰要药。

   【易错答案】对猪苓与茯苓的功效特点认识不足。

   【答案分析】猪苓与茯苓均能利水渗湿。然猪苓利水作用较强于茯苓，无补益之作用。茯苓可补脾，又能安神。

3. 简述利水渗湿药的药性、功效及主治病证。

   【正确答案】利水渗湿药，性味甘淡或苦，淡能渗泄水湿，苦能降泄。具有利水渗湿作用。

用于水湿内停之水肿、小便不利，以及泄泻、痰饮、淋证、黄疸、湿疮、带下、湿温等证。

【易错答案】利水渗湿药的主治病证描述不全面。

【答案分析】利水渗湿药，功能通利水道，可用治湿邪所致的各种病证，无论是外感或内伤，上焦、中焦或下焦的湿证。根据常见的三种病证：水肿、淋证和黄疸，将利水渗湿药分为三类，即利水消肿药、利水通淋药和利胆退黄药。其利水渗湿作用，亦可用治湿邪所致的其他疾病，如痰饮、带下、泄泻等。

第十四章 温里药

◎ 重点 ◎

1. 温里药的性能特点、功效、适应范围
2. 温里药的使用注意
3. 下列药物的性能、功效、应用

附子、干姜、肉桂、吴茱萸

4. 下列药物的功效、主治病证

小茴香、丁香、花椒

5. 下列药物的功效

高良姜

6. 下列药物的用法用量

附子、肉桂、吴茱萸、花椒

7. 下列药物的使用注意

附子、肉桂、吴茱萸、丁香

8. 附子与干姜、附子与肉桂等相似药物性能功用的共同点与不同点

◎ 难点 ◎

1. 温里药的使用注意
2. 下列药物的性能、功效、应用

附子、干姜、肉桂、吴茱萸

3. 附子与干姜、附子与肉桂等相似药物性能功用的共同点与不同点

常见试题

（一）单选题

1. 下列药物中，善于上助心阳、中温脾阳、下补肾阳的是

A. 附子   B. 干姜   C. 丁香
D. 吴茱萸   E. 小茴香

【正确答案】A
【易错答案】B

【答案分析】本题测试的是附子的功效特点，善补心、脾、肾三脏之阳气。故答案选 A 项。

2. 温里药中具有温肺化饮功效的药物是

A. 附子　　　　　　　　B. 干姜　　　　　　　　C. 肉桂

D. 吴茱萸　　　　　　　E. 丁香

【正确答案】B

【易错答案】A、C

【答案分析】备选五种药物均能温里散寒，但唯有干姜能温肺化饮，故选择 B 项。

3. 具有温中止痛、杀虫止痒功效的药物是

A. 胡椒　　　　　　　　B. 花椒　　　　　　　　C. 荜茇

D. 荜澄茄　　　　　　　E. 苦参

【正确答案】B

【易错答案】A、E

【答案分析】前四种药物均能温中止痛，B 项与 E 项可杀虫止痒，而 E 项为清热燥湿药，故答案选择 B 项。

4. 下列何药具有下气消痰的功用，用治癫痫

A. 芫花　　　　　　　　B. 厚朴　　　　　　　　C. 车前子

D. 虎杖　　　　　　　　E. 胡椒

【正确答案】E

【易错答案】B

【答案分析】五种备选药物均能化痰，但用治癫痫证的唯有胡椒，故答案选择 E 项。

5. 患者厥阴巅顶头痛，干呕吐涎沫，苔白脉迟，治疗宜选用下列哪味药物

A. 白芷　　　　　　　　B. 藁本　　　　　　　　C. 细辛

D. 吴茱萸　　　　　　　E. 葛根

【正确答案】D

【易错答案】A、E

【答案分析】白芷善治阳明头痛，藁本善治巅顶头痛，细辛善治少阴头痛，吴茱萸善治厥阴头痛，葛根善治项背强痛，故答案选 D 项。

6. 功能暖肝散寒止痛，善治寒凝肝经诸痛证的药物是

A. 附子　　　　　　　　B. 干姜　　　　　　　　C. 肉桂

D. 吴茱萸　　　　　　　E. 花椒

【正确答案】D

【易错答案】A

【答案分析】本题测试的是吴茱萸的功效特点，善入肝经，功能暖肝散寒，用治寒凝肝经所致的各种病证，如厥阴头痛、寒疝腹痛、少腹冷痛等，故选 D 项。

7. 功能引火归元的药物是
    A. 附子	B. 干姜	C. 肉桂
    D. 吴茱萸	E. 鹿茸

【正确答案】C

【易错答案】A、E

【答案分析】本题测试的是肉桂的功效，引火归元，故答案选C项。

8. 患者重病体虚，阳气衰微，四肢逆冷，脉微欲绝，治疗宜选用下列哪组药物回阳救逆
    A. 附子、干姜	B. 干姜、肉桂	C. 附子、肉桂
    D. 吴茱萸、附子	E. 肉桂、吴茱萸

【正确答案】A

【易错答案】C

【答案分析】功能回阳救逆的药物有附子，干姜可助附子的回阳作用并能解附子之毒，因而用治亡阳证时，附子与干姜常相须为用，如四逆汤。肉桂无回阳作用，附子与肉桂均能补火助阳。故答案选A项。

9. 小茴香善治下列哪种病证
    A. 阳明头痛	B. 寒疝腹痛	C. 风湿痹痛
    D. 脘腹冷痛	E. 虫积腹痛

【正确答案】B

【易错答案】A

【答案分析】小茴香功能暖肝温肾，散寒止痛，用治寒凝肝经所致的寒疝腹痛、少腹冷痛等证，故正确答案是B项。

10. 患者胃寒冷痛，呕吐嗳气，治疗宜选用哪味药物散寒止痛、温中止呕
    A. 高良姜	B. 附子	C. 肉桂
    D. 小茴香	E. 花椒

【正确答案】A

【易错答案】D、E

【答案分析】高良姜、小茴香、花椒均能温中散寒，而高良姜主入脾、胃经，善于温中止呕，主治胃寒呕吐诸证，所以答案是A项。

（二）多选题

1. 肉桂具有的功效有哪些
    A. 补火助阳	B. 散寒止痛	C. 温肺化饮
    D. 温经通脉	E. 引火归元

【正确答案】ABDE

【易错答案】错选C项或漏选。

【答案分析】肉桂功效为补火助阳、散寒止痛、温经通脉、引火归元，无温肺化饮之功，故答案应选 ABDE。

2. 患者寒疝腹痛，治疗宜选用的药物有哪些
   A. 肉桂　　　　　　　B. 吴茱萸　　　　　　C. 小茴香
   D. 荜澄茄　　　　　　E. 川乌

【正确答案】BCD

【易错答案】错选或漏选。

【答案分析】寒疝腹痛病位在肝，属于寒凝肝经诸痛证。温里药能入肝经，功能暖肝散寒止痛的药物有吴茱萸、小茴香和荜澄茄，所以答案是 BCD。

3. 吴茱萸的适应证有哪些
   A. 虚寒泄泻　　　　　B. 胃寒呕吐　　　　　C. 厥阴头痛
   D. 寒疝腹痛　　　　　E. 寒湿脚气

【正确答案】ABCDE

【易错答案】漏选 C、D、E 项。

【答案分析】吴茱萸可散寒止呕，用治胃寒呕吐；可助阳止泻，可用治虚寒泄泻；可暖肝散寒，用治寒凝肝经所致的各种病证，如厥阴头痛、寒疝腹痛、寒湿脚气等，所以答案是 ABCDE。本题的难点在于理解厥阴头痛、寒疝腹痛、寒湿脚气等病证皆属于寒凝肝经诸痛证，所以均可用吴茱萸治疗。常见的错误是漏选 C、D、E 项。

4. 附子具有的功效有哪些
   A. 回阳救逆　　　　　B. 温通经脉　　　　　C. 散寒止痛
   D. 补火助阳　　　　　E. 引火归元

【正确答案】ACD

【易错答案】错选或漏选。

【答案分析】附子具有回阳救逆的作用，是其他药物不可取代的；又可补火助阳，与肉桂类似，常相须为用；其散寒止痛功效，与川乌类似，用治风湿痹证、心腹冷痛等证。故答案是 ACD。

5. 干姜的适应证有哪些
   A. 风湿痹证　　　　　B. 寒饮喘咳　　　　　C. 脘腹冷痛
   D. 呕吐泄泻　　　　　E. 亡阳证

【正确答案】BCDE

【易错答案】错选 A 项或漏选。

【答案分析】干姜功能温肺化饮，用治寒饮喘咳；可温中散寒，用治寒困脾胃所致的冷痛、呕吐泄泻等证。其回阳通脉作用，可助附子回阳救逆，用治亡阳证，干姜无祛风散寒作用，不用治风湿痹证，所以答案是 BCDE。

（三）简答题

1. 温里药的使用注意有哪些？

【正确答案】温里药多辛热燥烈，易耗阴动火。在使用时应注意：①天气炎热时或素体火旺者当减少用量；②热伏于里，热深厥深，真热假寒证当禁用；③凡实热证、阴虚火旺、津血亏虚者宜忌用；④孕妇慎用。

【易错答案】四条使用注意回答不全面。

【答案分析】温里药多性热伤阴，在使用时注意因时而宜，天气炎热时慎用；因人而宜，热病之人、阴虚血虚之人、孕妇慎用；对于真热假寒证，也当禁用，避免火上浇油。

2. 根据温里药不同的归经，简述其主要功效与主治证。

【正确答案】温里药主入脾胃经者，能温中散寒止痛，主治外寒入侵，直中脾胃证；主入肺经者，能温肺化饮，主治肺寒咳喘证；主入肝经者，能暖肝散寒止痛，主治寒凝肝脉诸痛证；主入肾经者，能温肾助阳，主治肾阳虚证；主入心肾两经者，能温阳通脉或回阳救逆，主治心肾阳虚证。

【易错答案】对温里药的功效分类描述不准确。

【答案分析】温里药均具有温里散寒作用，用治里寒证，可根据归经不同，将其功效与主治证具体化。常见的里寒证，有肺寒咳喘证、脾胃寒证、寒凝肝经证等，还有虚寒证，如肾阳虚证、心肾阳虚证、脾肾阳虚证等。因而用治肺寒咳喘证的药物，归于肺经，功能温肺化饮；用治脾胃寒证的药物，归于脾胃经，功能温中散寒；用治寒凝肝经证的药物，归于肝经，功能暖肝散寒。

3. 比较肉桂与桂枝的功效共同点和不同点。

【正确答案】肉桂与桂枝皆能性味均辛甘温，能散寒止痛，温经通脉，用治寒凝血滞之胸痹、闭经、痛经、风寒湿痹证。肉桂长于温里寒，用治里寒证；又能补火助阳，引火归元，用治肾阳不足、命门火衰之阳痿宫冷，下元虚衰、虚阳上浮之虚喘、心悸等。桂枝长于散表寒，用治风寒表证；又能助阳化气，用治痰饮、蓄水证。

【易错答案】对肉桂与桂枝的各自功效掌握不全面。

【答案分析】肉桂与桂枝皆来源于桂树，肉桂用其树皮，桂枝用其枝条，皆入血脉，共同具有温通经脉功效，用治寒凝血滞诸痛证。肉桂是温里药，善于温散里寒，又能补火助阳，引火归元。桂枝是解表药，又能助阳化气。

4. 比较肉桂、附子、干姜的功效共同点和不同点。

【正确答案】肉桂、附子、干姜性味均辛热，能温中散寒止痛，用治脾胃虚寒之脘腹冷痛、大便溏泄等。然干姜主入脾胃，长于温中散寒、健运脾阳而止呕；肉桂、附子味甘而大热，散寒止痛力强，善治脘腹冷痛甚者及寒湿痹痛证，二者又能补火助阳，用治肾阳虚证及脾肾阳虚证。肉桂还能引火归元、温经通脉，用治虚阳上浮及胸痹、阴疽、闭经、痛经等。附子、干姜能回阳救逆，用治亡阳证。此功附子力强，干姜力弱，常相须为用。干姜尚能温肺化饮，用治肺寒痰饮咳喘。

【易错答案】对肉桂、附子、干姜的各自功效掌握不全面。

【答案分析】三药有共同功效，均能温中散寒，用治脾胃虚寒证，然又两两相似，应予区别。肉桂和附子均能补火助阳，用治肾阳虚证，相须为用；均能散寒止痛，附子可联系川乌，用治寒湿痹痛，肉桂可联系桂枝，温通经脉，用治寒凝血滞诸痛证。附子和干姜均能回阳救逆，用治亡阳证，相须为用。

第十五章 理气药

◎ **重点** ◎

1. 理气药的性能特点、功效及主治病证
2. 下列药物的性能、功效与应用

陈皮、枳实、木香、香附

3. 下列药物的功效与应用

青皮、川楝子、薤白

4. 下列药物的功效

乌药、荔枝核、佛手、大腹皮

5. 下列药物的用法

沉香

6. 陈皮与青皮功效和主治病证的共同点与不同点

◎ **难点** ◎

1. 下列药物的性能、功效与应用

陈皮、枳实、木香、香附

2. 陈皮与青皮功效和主治病证的共同点与不同点

常见试题

（一）单选题

1. 沉香的正确用法是

A. 先煎　　　　　　B. 包煎　　　　　　C. 后下
D. 另煎　　　　　　E. 烊化

【正确答案】C

【易错答案】D

【答案分析】沉香是芳香药物，入煎剂宜后下，久煎则影响其功效。故正确答案是C项。混淆另煎与后下的概念，常错选D项。

2. 患者脾胃气滞，脘腹胀痛及泻痢里急后重，宜选用的药物是

A. 陈皮 B. 枳壳 C. 佛手
D. 木香 E. 大腹皮

【正确答案】D

【易错答案】A、E

【答案分析】木香辛行苦降，善行大肠之气滞，为治湿热泻痢里急后重之要药，故选D项。

3. 既能破气消积，又能化痰除痞的药物是

A. 枳实 B. 青皮 C. 陈皮
D. 川楝子 E. 绿萼梅

【正确答案】A

【易错答案】B

【答案分析】备选答案中，功能破气消积的药物只有枳实和青皮，二者之中具备化痰和除痞功效的只有枳实，故答案应选A项。B项青皮是经常出错的选项。

4. 患者，女，29岁，因肝气郁结，月经不调，痛经，乳房胀痛，治疗宜首选的药物是

A. 木香 B. 香附 C. 沉香
D. 枳实 E. 陈皮

【正确答案】B

【易错答案】A

【答案分析】香附主入肝经，具有疏肝解郁、调经止痛之功，主治肝气郁结，月经不调，痛经，乳房胀痛等，故答案应选B项。沉香、枳实、陈皮没有疏肝作用，肝郁气滞证一般不用。A项木香善于行气止痛，可用治肝郁之胁痛、疝气痛、黄疸等，但不用治肝郁之痛经，却是常见错误和出题设计的陷阱。

5. 陈皮不具有的功效是

A. 理气 B. 化痰 C. 除痞
D. 健脾 E. 燥湿

【正确答案】C

【易错答案】D

【答案分析】本题测试陈皮的功效，即理气健脾，燥湿化痰，不具有除痞作用，因而正确答案是C项。陈皮行气宽中，且芳香燥湿故能健脾，健脾是陈皮功效记忆的难点。

6. 患者，男，68岁，胸痛心痛，治疗用药选取薤白哪方面的功效

A. 通阳散结 B. 理气健脾 C. 化痰宽胸
D. 宣肺化痰 E. 破气除痞

【正确答案】A

【易错答案】C

【答案分析】胸痹证主要病机为寒痰、瘀血阻闭，胸阳不振所致。薤白辛散苦降，温通滑利，

善散阴寒之凝滞，通胸阳之闭结，为治胸痹之要药。故答案应选A项。

7.具有行气散结，散寒止痛功效的药物是

A.乌药　　　　　　B.橘核　　　　　　C.荔枝核

D.沉香　　　　　　E.檀香

【正确答案】C

【易错答案】B

【答案分析】荔枝核具有理气散结、散寒止痛的功效，故答案应选C项。乌药、沉香、檀香功能行气止痛且能散寒，但无散结作用。橘核功能理气散结、止痛，但无散寒之功。

8.既能行气宽中，又能利水消肿的药物是

A.大腹皮　　　　　B.青木香　　　　　C.天仙藤

D.川楝子　　　　　E.甘松

【正确答案】A

【易错答案】B

【答案分析】大腹皮的功效正是行气宽中、利水消肿，故答案应选A项。

9.既能行气止痛，又可杀虫的药物是

A.木香　　　　　　B.苦参　　　　　　C.川楝子

D.檀香　　　　　　E.青皮

【正确答案】C

【易错答案】B

【答案分析】苦参、川楝子均有杀虫作用，但苦参无行气作用，因而正确答案是C项川楝子。川楝子的来源是苦楝树的果实，可联系杀虫药的苦楝皮，易于记忆其杀虫的作用。

10.既能行气止痛，又能温肾纳气的药物是

A.乌药　　　　　　B.木香　　　　　　C.檀香

D.沉香　　　　　　E.枳实

【正确答案】D

【易错答案】A、B

【答案分析】本题测试沉香的功效，沉香质重沉降，性温散寒，故能温肾纳气平喘，答案是D项。沉香与木香均能行气止痛，温肾散寒，而沉香偏于纳气，木香是出题设计的陷阱，也是常见的错误选项。

11.既能行气止痛，又能温肾散寒的药物是

A.乌药　　　　　　B.木香　　　　　　C.檀香

D.沉香　　　　　　E.枳实

【正确答案】A

【易错答案】B、D

【答案分析】本题测试乌药的功效，即行气止痛，性温善下行，又能温肾散寒。木香、沉香、檀香均能行气止痛，但木香偏于健脾消食，沉香偏于温肾纳气，檀香偏于散寒调中。木香、沉香是出题设计的陷阱，也是常见的错误选项。

12. 木香具有的功效是

A. 行气止痛，散寒调中　　B. 行气健脾，燥湿化痰　　C. 下气除满，化痰消积

D. 行气止痛，温中止呕　　E. 行气止痛，健脾消食

【正确答案】E

【易错答案】A、D

【答案分析】本题测试木香的功效，即行气止痛，健脾消食。故正确答案是E项。

13. 既能疏肝破气，又能消积化滞的药物是

A. 橘皮　　B. 青皮　　C. 枳实

D. 木香　　E. 香附

【正确答案】B

【易错答案】C

【答案分析】本题测试青皮的功效，即疏肝破气，消积化滞。故正确答案是B项。枳实同样行气力峻，功能破气，是经常出错的选项。

14. 功能疏肝解郁，理气宽中的药物是

A. 川芎　　B. 延胡索　　C. 柴胡

D. 香附　　E. 木香

【正确答案】D

【易错答案】C、E

【答案分析】本题测试香附的功效，疏肝解郁，理气宽中，故正确答案是D项。柴胡功能疏肝解郁，但无理气宽中之效；木香功能行气健脾，但无疏肝之用，故C、E均是经常出错的选项。

（二）多选题

1. 理气药具有的功效有哪些

A. 理气健脾　　B. 行气止痛　　C. 疏肝解郁

D. 破气散结　　E. 理气宽胸

【正确答案】ABCDE

【易错答案】漏选一项或多项。

【答案分析】五个备选答案均为理气药的功效，故答案应选ABCDE。

2. 木香可用于治疗下列哪些病证

A. 黄疸　　B. 胸胁疼痛　　C. 脾胃气滞

D. 疝气　　E. 泻痢后重

【正确答案】ABCDE

【易错答案】漏选 A、D 项。

【答案分析】木香功能行气健脾，可用治脾胃气滞、湿热泻痢等。善于止痛，可用治肝气郁滞所致多种疼痛，如胁痛、疝气腹痛、黄疸等。其中，肝郁疼痛诸证，如胁痛、疝气腹痛等，是记忆的难点，是考试经常出错的知识点。

3. 枳实可用于治疗下列哪些病证

A. 结胸　　　　　　　B. 湿痰咳嗽　　　　　C. 胸痹

D. 脏器下垂　　　　　E. 湿热泻痢

【正确答案】ACDE

【易错答案】漏选 D 项或错选 B 项。

【答案分析】枳实功能破气除痞，化痰消积，用治脾胃气滞、湿热泻痢。又可用治脏器下垂，是其主治证的难点。其化痰作用，用治广义之痰证，如胸痹、结胸证，而不用治湿痰咳嗽，因此 B 项不是正确答案。

4. 具有理气和中、燥湿化痰功效的药物有哪些

A. 佛手　　　　　　　B. 枳实　　　　　　　C. 青皮

D. 香橼　　　　　　　E. 陈皮

【正确答案】ADE

【易错答案】漏选或错选。

【答案分析】佛手、香橼的功效相同，均为疏肝解郁，理气和中，燥湿化痰；陈皮的功效是理气健脾，燥湿化痰；枳实的功效是破气除痞，化痰消积；青皮的功效是疏肝破气，消积化滞。即佛手、香橼、陈皮有理气和中、燥湿化痰功效，故答案应选 ADE。

5. 下述药物中，具有行气止痛功效的是

A. 木香　　　　　　　B. 乌药　　　　　　　C. 陈皮

D. 沉香　　　　　　　E. 枳壳

【正确答案】ABD

【易错答案】错选或漏选。

【答案分析】陈皮、枳壳行气作用较和缓，多为行气消胀。而木香、乌药、沉香均有理气止痛功效。故答案应选 ABD。

6. 患者因情志不遂，肝郁气滞，胸胁胀痛，脉弦，治疗宜选用的药物有哪些

A. 枳实　　　　　　　B. 香附　　　　　　　C. 青皮

D. 香橼　　　　　　　E. 佛手

【正确答案】BCDE

【易错答案】漏选或错选。

【答案分析】具有疏肝解郁作用的药物是香附、青皮、香橼、佛手。枳实不入肝经，其功效是破气除痞，化痰消积，无疏肝解郁之功。故答案应选 BCDE。

7.青皮可用治下列哪些病证

　　A.肝郁气滞　　　　B.食积腹痛　　　　C.脘腹疼痛
　　D.胸痹结胸　　　　E.癥瘕积聚

【正确答案】ABCE

【易错答案】漏选或错选D项。

【答案分析】青皮功能疏肝破气，消积化滞，用治肝郁气滞证，且能入中焦行气，用治脘腹气滞疼痛、食积腹痛。青皮行气力峻，亦可用治气滞血瘀之癥瘕积聚。青皮的主治证之食积腹痛、癥瘕积聚是常出错的考点。青皮无化痰作用，不用治胸痹结胸证，亦常错选此项。

8.沉香具有的功效有哪些

　　A.行气止痛　　　　B.温中止呕　　　　C.温肺散寒
　　D.疏肝解郁　　　　E.纳气平喘

【正确答案】ABE

【易错答案】漏选或错选。

【答案分析】沉香具有行气止痛作用，其温性较强，可温胃降逆而止呕，温肾纳气而平喘。可联系沉香的药名"沉"字的含义，沉香性属沉降，偏于降气，故能降逆止呕，降气平喘。

(三) 简答题

1.理气药的主治病证有哪些？

【正确答案】理气药主要用治脾胃气滞所致脘腹胀痛、嗳气吞酸、恶心呕吐、腹泻或便秘等；肝气郁滞所致胁肋胀痛、抑郁不乐、疝气疼痛、乳房胀痛、月经不调等；肺气壅滞所致胸闷胸痛、咳嗽气喘等。

【易错答案】理气药的主治病证常常遗漏第三点，肺气壅滞证。

【答案分析】气机不畅常涉及的脏腑有脾胃、肝、肺，因而理气药的主治病证有三：脾胃气滞证、肝郁气滞证和肺气壅滞证。

2.比较陈皮与青皮功效、主治病证的共同点和不同点是什么？

【正确答案】陈皮、青皮二者来源相似，陈皮是成熟的橘的果皮入药，青皮是未成熟的橘的果皮入药，但功效和主治病证不尽相同。相同的是二者皆可理中焦之气而除胀，用于脾胃气滞之脘腹胀痛，食积不化等。不同点是陈皮性缓，偏入脾肺，重在理脾肺之气，尤善理气调中，对湿阻气滞之脘腹胀满、恶心、呕吐效佳。又长于燥湿化痰，为治湿痰、寒痰之要药。青皮性烈，偏入肝胆，功效疏肝破气，又能消积化滞，主治肝气郁滞之乳房胀痛或结块，胁肋胀痛，疝气疼痛，以及食积腹痛，癥瘕积聚等。

【易错答案】不能明确区分二者功效的不同，青皮的疏肝行气作用较强，故称为破气。

【答案分析】对于陈皮与青皮的比较，可结合歌诀来记忆"一老一嫩，一缓一峻，一上一下"。"一老一嫩"，是指二者来源不同，陈皮是成熟的果皮入药，青皮是未成熟的果皮入药。"一缓一峻"，是指二者药力不同，陈皮作用和缓，青皮作用峻猛。"一上一下"，是指二者作用的脏腑不同，陈皮归于脾、肺二经，属中上焦，青皮疏肝破气，归于肝经，属于下焦。

3.结合香附的药性，试述其功效与主治证。

【正确答案】香附具有疏肝解郁，调经止痛，理气宽中的功效，主治肝郁气滞胁肋胀痛，寒凝气滞、肝气犯胃之胃脘疼痛，寒疝腹痛，以及气、血、痰、火、湿、食六郁所致胸膈痞满、脘腹痞满等。香附疏肝解郁，调经止痛，广泛用于妇科月经不调、痛经、乳房胀痛等，为妇科调经之要药。又能行气宽中，主治脾胃气滞，脘腹胀痛。香附为调理肝、脾、三焦气机，治疗各种气滞病证的良药，尤其是调经止痛作用为它药所不及。

【易错答案】不能全面论述香附的功效与主治病证。

【答案分析】香附具有疏肝解郁，调经止痛，理气宽中的功效，可用治肝郁气滞证及肝郁所致诸多病证，且为调经止痛之要药。肝主疏泄，调节一身之气机，香附为疏肝行气之要药，且能入中焦，行气宽中，调节气机之中枢，因此可用治多种气机不畅之病证。

4.为什么说薤白为"治胸痹证之要药"？

【正确答案】薤白具有通阳散结，行气导滞的功效。其性辛散苦降、温通滑利，善散阴寒之凝滞，通胸阳之闭结，为治胸痹证所常用。常与瓜蒌、半夏、枳实等配伍，治寒痰阻滞、胸阳不振之胸痹证，如瓜蒌薤白半夏汤、枳实薤白桂枝汤等；与丹参、川芎、瓜蒌皮等同用，可治痰浊、瘀血之胸痹。故称薤白为"治胸痹之要药"。

【易错答案】不会结合薤白的功效解释其为"胸痹之要药"的机理。

【答案分析】薤白性温散寒而通阳，辛行苦泄而散结，常用治寒凝、痰阻、瘀血所致胸阳不振之胸痹心痛，可配伍化痰散结之瓜蒌、枳实，活血化瘀之丹参、川芎等药物，故为治疗胸痹之要药。

5.结合陈皮的药性，阐述其功效与主治病证。

【正确答案】陈皮味辛、苦，性温，其气芳香，归脾、肺经。辛行温通，芳香醒脾，主入中焦而具有理气健脾之功；苦温燥湿，又能燥湿化痰。功能理气和中，用治湿阻、寒凝、食积等所致的脾胃气滞，脘腹胀痛。又可条畅中焦，升降脾胃，用治呕吐、呃逆。又可燥湿化痰、温化寒湿，主治湿痰、寒痰咳嗽。功能行气通痹止痛，用治胸痹等证。

【易错答案】不能结合陈皮的药性特点辛香温燥，论述其功效。常遗漏的主治病证：用于呕吐和胸痹证，也是记忆的难点。

【答案分析】陈皮的药性特点是气芳香，味辛苦，性温燥，结合五味学说相关内容，辛行温通，苦温燥湿，芳香醒脾，主入脾、肺经，功能理气健脾，燥湿化痰，用治脾、肺二经之气滞证、湿痰证，且为治湿痰、寒痰咳嗽之要药。其行气宽中之功，可用治脾胃气机失常之呕吐、呃逆，亦可用治痰阻气滞之胸痹心痛。

第十六章 消食药

◎ **重点** ◎

1. 下列药物的性能、功效和应用

山楂、麦芽、六神曲

2. 下列药物的功效、主治病证

莱菔子、鸡内金

◎ **难点** ◎

下列药物的性能、功效和应用

山楂、麦芽、六神曲

常见试题

（一）单选题

1. 善于消化油腻肉食积滞的药物是

A. 山楂　　　　　　　　B. 麦芽　　　　　　　　C. 莱菔子

D. 鸡内金　　　　　　　E. 厚朴

【正确答案】A

【易错答案】B

【答案分析】本题测试山楂的功效特点，最宜于消化油腻肉食积滞，故答案是A项。

2. 善治米面薯芋类积滞的药物是

A. 六神曲　　　　　　　B. 麦芽　　　　　　　　C. 莱菔子

D. 鸡内金　　　　　　　E. 山楂

【正确答案】B

【易错答案】E

【答案分析】本题测试麦芽的功效特点，故宜于米面薯芋类食物积滞。故正确答案是B项。本题常与上题混淆，易错选E项山楂。

3. 患儿，男，5岁，外感风寒，兼有饮食积滞，恶寒风热，脘腹胀痛，治疗宜选用的药物是

A. 山楂　　　　　　　　B. 六神曲　　　　　　　C. 麦芽

D. 鸡内金　　　　　　　　　E. 紫苏

【正确答案】B

【易错答案】E

【答案分析】六神曲在其制作工艺内加用青蒿、苍耳等兼有解表作用的药物，故有解表作用，因而正确答案为B项。紫苏虽能解表散寒，但无消食化积功效，是出题设计的陷阱，也是常出错的选项。

4. 患者因食积气滞所致的脘腹胀满或疼痛，嗳气吞酸，治疗应首选的药物是

A. 山楂　　　　　　B. 麦芽　　　　　　C. 莱菔子

D. 鸡内金　　　　　E. 鸡矢藤

【正确答案】C

【易错答案】B、D

【答案分析】备选各药皆能消化食积，只有莱菔子能降气除胀，故食积兼气滞者当选用C项莱菔子。

5. 山楂具有的功效是

A. 消食化积，行气散瘀　　B. 消食健胃，理气止痛　　C. 消食健胃，回乳消胀

D. 消食化积，清热解毒　　E. 消食健胃，温中散寒

【正确答案】A

【易错答案】B、C

【答案分析】本题测试山楂的功效，既能消食化积，又能行气散瘀，故答案是A项。山楂的行气活血功效是记忆的难点，因而常错选B、C项。

6. 麦芽具有的功效是

A. 消食和中，健脾开胃　　B. 消食健胃，理气止痛　　C. 消食化积，行气散瘀

D. 消食健胃，回乳消胀　　E. 消食化积，温中散寒

【正确答案】D

【易错答案】A

【答案分析】本题测试麦芽的功效，既能消食健胃，又能回乳消胀，故答案是D项。若混淆麦芽与稻芽的功效，常错选A项。

7. 莱菔子具有的功效是

A. 消食健胃，理气止痛　　B. 消食化积，清热化痰　　C. 消食除胀，降气化痰

D. 消食化积，温中止泻　　E. 消食化积，软坚散结

【正确答案】C

【易错答案】A

【答案分析】本题测试莱菔子的功效，既能消食化积，又能降气化痰，故答案是C项。莱菔子的降气化痰功效是记忆的难点，常出错而选A项理气止痛。

8. 鸡内金具有的功效是

A. 消食健胃，收敛固涩 B. 消食健胃，涩精止遗 C. 消食健胃，固表止汗

D. 消食健胃，利尿通淋 E. 消食健胃，利胆退黄

【正确答案】B

【易错答案】D、E

【答案分析】本题测试鸡内金的功效，既能消食健胃，又能涩精止遗，故答案选B项。鸡内金的涩精止遗功效是记忆的难点，常出错而选D、E项。

（二）多选题

1. 山楂可用治下列哪些病证

A. 饮食积滞 B. 泻痢腹痛 C. 疝气腹痛

D. 高脂血症 E. 瘀阻腹痛

【正确答案】ABCDE

【易错答案】漏选一项或多项。

【答案分析】山楂功能消食化积，可用治饮食积滞。且入肝经，能行气散结止痛，炒用兼能止泻止痢，故用治疝气腹痛、泻痢腹痛。山楂又能活血祛瘀止痛，用治瘀阻腹痛。又能化浊降脂，故能治高脂血症。因此答案是ABCDE，其中疝气腹痛、高脂血症等是常漏选的难点。

2. 鸡内金可用治下列哪些病证

A. 小儿疳积 B. 瘀血腹痛 C. 砂石淋证

D. 肾虚遗精 E. 饮食积滞

【正确答案】ACDE

【易错答案】漏选或错选。

【答案分析】鸡内金消食化积作用较强，可广泛用治各种饮食积滞和小儿疳积。又能固精缩尿止遗，故用治肾虚遗精。鸡内金有化石通淋之功，故能治砂石淋证，故答案是ACDE。鸡内金的主治证小儿疳积、砂石淋证是记忆的难点，也是常出错的考点。

第十七章 驱虫药

◎ 重点 ◎

1. 驱虫药的使用原则与注意事项
2. 下列药物的性能、功效与应用
槟榔
3. 下列药物的功效、主治病证
使君子、苦楝皮
4. 下列药物的功效
雷丸、鹤草芽
5. 下列药物的用法用量
使君子、苦楝皮、槟榔、雷丸
6. 下列药物的使用注意
使君子、苦楝皮、槟榔

◎ 难点 ◎

1. 下列药物的性能、功效与应用
槟榔
2. 下列药物的功效、主治病证
使君子、苦楝皮

常见试题

(一)单选题

1. 患儿蛔虫病，治疗宜选用的药物是

A. 使君子   B. 苦楝皮   C. 槟榔

D. 南瓜子   E. 鹤草芽

【正确答案】A

【易错答案】B、C

【答案分析】使君子气味香甜，既有良好的驱杀蛔虫作用，又有缓慢的滑利通肠之性，故为驱蛔要药，可单独炒香，有利于小儿嚼服，故答案选A项。苦楝皮、槟榔也可用于小儿蛔虫病，却是常见的错误选项。苦楝皮有毒，槟榔最善治绦虫，二者治疗小儿蛔虫病，一般均需配伍使用。

2. 苦楝皮具有的功效是

　　A. 杀虫，行气　　　　B. 杀虫，疗癣　　　　C. 杀虫，燥湿
　　D. 杀虫，解毒　　　　E. 杀虫，凉血

【正确答案】B

【易错答案】A、C

【答案分析】本题测试苦楝皮的功效，既能杀虫，又能疗癣。故答案是B项。若混淆苦楝皮与川楝子的功效，则错选A项行气作用。有些清热燥湿药，也兼有杀虫作用，因而C项也是经常出错的选项，也是出题设计的陷阱。

3. 下列哪组药物常配伍治疗绦虫病

　　A. 使君子、苦楝皮　　B. 槟榔、南瓜子　　　C. 鹤草芽、雷丸
　　D. 鹤虱、榧子　　　　E. 芜荑、槟榔

【正确答案】B

【易错答案】C、D

【答案分析】本题测试槟榔与南瓜子的主治特点，故答案宜选B项。

4. 雷丸用治下列何种虫病最佳

　　A. 蛔虫病　　　　　　B. 钩虫病　　　　　　C. 脑囊虫病
　　D. 蛲虫病　　　　　　E. 绦虫病

【正确答案】E

【易错答案】A

【答案分析】雷丸可用治上述五种虫病，但以驱杀绦虫疗效最佳。因其所含蛋白酶能使绦虫虫体蛋白质分解破坏，故答案宜选E项。

（二）多选题

1. 槟榔具有的功效有哪些

　　A. 杀虫消积　　　　　B. 化痰　　　　　　　C. 截疟
　　D. 行气　　　　　　　E. 利水

【正确答案】ACDE

【易错答案】错选B项或漏选。

【答案分析】本题测试槟榔的功效，即杀虫消积，行气，利水，截疟，故答案选ACDE。

2. 驱虫药中，不宜入煎剂的药物有

　　A. 使君子　　　　　　B. 南瓜子　　　　　　C. 鹤草芽
　　D. 雷丸　　　　　　　E. 芜荑

【正确答案】BCD

【易错答案】错选或漏选。

【答案分析】南瓜子甘平无毒，用量较大，一般不入煎剂而研粉吞服。鹤草芽所含有效成分鹤草酚几乎不溶于水，遇热易破坏，故不入煎剂。雷丸含蛋白酶，加热60℃左右即被破坏，故不入煎剂，因此答案应选BCD。

3. 驱虫药中，含有毒性的药物有哪些

  A. 苦楝皮   B. 鹤草芽   C. 雷丸

  D. 鹤虱   E. 芜荑

【正确答案】AD

【易错答案】漏选D项或错选。

【答案分析】苦楝皮有毒，鹤虱有小毒，两药在使用时均当注意，答案应选AD。鹤虱是了解药物，若不知其毒性，常漏选D项。

4. 槟榔的主治病证有哪些

  A. 食积气滞   B. 绦虫病   C. 蛲虫病

  D. 疟疾   E. 水肿

【正确答案】ABCDE

【易错答案】漏选一项或多项。

【答案分析】槟榔驱虫谱广，对绦虫、蛔虫、蛲虫、钩虫、姜片虫等肠道寄生虫都有驱杀作用。既能利水，又能行气，故能治食积气滞、水肿等证。槟榔又能截疟，故能治疟疾。因而答案是ABCDE。

5. 可用治蛲虫病的药物有哪些

  A. 使君子   B. 槟榔   C. 雷丸

  D. 鹤虱   E. 榧子

【正确答案】ABCDE

【易错答案】漏选一项或多项。

【答案分析】五种药物均可用治蛲虫病，故答案选择ABCDE。鹤虱、榧子是了解药物，若不知其主治特点，常漏选D、E项。

（三）简答题

1. 使用驱虫药的原则是什么？

【正确答案】使用驱虫药的原则是：①根据寄生虫种类，适当选药。②根据不同兼证，恰当配伍。③体质虚弱者，当先补后攻，或攻补兼施。④常与泻下药同用，以利虫体排出。

【易错答案】常常遗漏第二、三条使用原则。

【答案分析】使用驱虫药的原则有四：一是针对不同种类的寄生虫，选择适当的药物；二是驱虫药常与泻下药配伍，有利于虫体的排出；三是驱虫药多药性峻猛，常配伍补虚药同用；四是不同的兼证，配伍不同药物。

2. 使用驱虫药时，应注意哪些问题？

【正确答案】由于驱虫药对人体正气多有损伤，在使用时应注意：①控制用量，防止用量过大中毒或损伤正气。②对素体虚弱、年老体衰及孕妇，更当慎用。③应空腹时服用，使药物充分作用于虫体而保证疗效。④对发热或腹痛剧烈者，不宜急于驱虫，待症状缓解后，再行施用驱虫药物。

【易错答案】遗漏第四条使用注意。

【答案分析】驱虫药大多有毒，且药性峻猛，因而在使用时应控制用量，防止中毒，并且正气亏虚者在使用时，更应慎重。为增强疗效，驱虫药最好空腹服用。虫病发作腹痛剧烈时，不宜使用驱虫药，以免刺激虫体加重病情。

第十八章 止血药

◎ **重点** ◎

1. 各类止血药的配伍方法与使用注意
2. 下列药物的性能、功效与应用
小蓟、地榆、三七、茜草、白及、艾叶
3. 下列药物的功效、主治病证
大蓟、槐花、侧柏叶、白茅根、蒲黄、仙鹤草
4. 下列药物的功效
苎麻根、棕榈炭、血余炭、炮姜
5. 下列药物的用法
三七、蒲黄
6. 下列药物的使用注意
地榆
7. 大蓟与小蓟、芦根与白茅根相似药物功效、主治病证的共同点与不同点

◎ **难点** ◎

1. 下列药物的性能、功效与应用
小蓟、地榆、三七、茜草、白及、艾叶
2. 下列药物的功效、主治病证
大蓟、槐花、侧柏叶、白茅根、蒲黄、仙鹤草

常见试题

(一) 单选题

1. 既能凉血止血，又能解毒敛疮的药物是

A. 小蓟　　　　　　　B. 地榆　　　　　　　C. 侧柏叶
D. 白茅根　　　　　　E. 苎麻根

【正确答案】B
【易错答案】A
【答案分析】备选药物均能凉血止血，但地榆味酸涩，又能收敛疮痈，故正确答案应选B项。

A项是常见的错误选项,也是出题设计的陷阱。小蓟与地榆功效相似,功能凉血止血,又能解毒,不同在于小蓟兼能散瘀,而地榆兼能敛疮。

2. 功能凉血止血,尤善治尿血、血淋的药物是
   A. 大蓟   B. 小蓟   C. 侧柏叶
   D. 槐花   E. 地榆
   【正确答案】B
   【易错答案】A、D
   【答案分析】本题测试小蓟的功效特点,功能凉血止血,兼能利尿通淋,以治尿血、血淋最宜,故正确答案应选B项。大蓟虽与小蓟非常相似,但无利尿作用。槐花、地榆善治便血、痔血,是常见的错误选项。

3. 蒲黄入汤剂宜
   A. 先煎   B. 后下   C. 包煎
   D. 烊化   E. 另煎
   【正确答案】C
   【易错答案】B
   【答案分析】那些黏性强、粉末状及带有绒毛的药物宜用纱布包煎。蒲黄属植物干燥的花粉,应包煎。故正确答案是C项。

4. 功能温经止血,散寒调经的药物是
   A. 红花   B. 炮姜   C. 川芎
   D. 益母草   E. 艾叶
   【正确答案】E
   【易错答案】A、D
   【答案分析】本题测试艾叶的功效,温经止血,善入下焦,而调经止痛,故答案是E项。

5. 患者血热所致之痔血、便血,治疗宜首选的药物是
   A. 小蓟   B. 艾叶   C. 槐花
   D. 灶心土   E. 白及
   【正确答案】C
   【易错答案】A、E
   【答案分析】本题测试槐花的功效特点,善清泄大肠火热而凉血止血,故善治血热所致之痔血、便血,故正确答案是C项。小蓟善治尿血、血淋,白及善治肺胃出血证,各药止血的功效特点不同,是易于混淆的知识点。

6. 素有伤科要药之称的药物是
   A. 大蓟   B. 艾叶   C. 三七
   D. 花蕊石   E. 棕榈炭

【正确答案】C

【易错答案】B

【答案分析】三七既能化瘀止血，又能活血定痛，有止血不留瘀，化瘀不伤正的特点。若跌打损伤者，是为首选，且单用有效，为伤科要药。故正确答案应是C项。

7. 治疗肺胃出血，宜首选的药物是

　　A. 槐花　　　　　　　　B. 小蓟　　　　　　　　C. 地榆

　　D. 白及　　　　　　　　E. 白茅根

【正确答案】D

【易错答案】A、B

【答案分析】本题测试白及的止血特点，尤善治肺胃出血证，故正确答案是D项。地榆、槐花善治血热所致便血、痔血，小蓟、白茅根善治血热所致血尿血淋。

8. 患者虚寒性崩漏下血，治疗宜首选的药物是

　　A. 地榆　　　　　　　　B. 槐花　　　　　　　　C. 灶心土

　　D. 炮姜　　　　　　　　E. 艾叶

【正确答案】E

【易错答案】A

【答案分析】本题测试艾叶的功效特点。艾叶功能温经止血，以治下元虚冷，冲任不固之崩漏下血为优，故正确答案是E项。

9. 三七研末吞服，常用量是

　　A. 3~9g　　　　　　　　B. 10~15g　　　　　　　C. 30~60g

　　D. 1~3g　　　　　　　　E. 15~30g

【正确答案】D

【易错答案】A

【答案分析】三七煎服，常用量为3~9g；研末吞服，常用量是1~3g。故正确答案应选D项。

10. 止血药中，功能清肝泻火的药物是

　　A. 白茅根　　　　　　　B. 侧柏叶　　　　　　　C. 槐花

　　D. 炮姜　　　　　　　　E. 灶心土

【正确答案】C

【易错答案】A

【答案分析】槐花长于清肝泻火，可用治肝火上炎证，故正确答案应选C项。白茅根、侧柏叶性属寒凉，偏于清肺热；炮姜、灶心土性属温热，无清热作用。

11. 苎麻根具有的功效是

　　A. 凉血止血，安胎　　　B. 凉血止血，杀虫　　　C. 凉血止血，利尿

　　D. 凉血止血，清肝　　　E. 凉血止血，化瘀

【正确答案】A

【易错答案】D、E

【答案分析】本题测试苎麻根的功效，既能凉血止血，又能清热安胎，故答案是A项。

12. 白及具有的功效是

  A. 收敛止血，清热解毒 B. 收敛止血，消肿生肌 C. 散瘀止血，消肿定痛

  D. 化瘀止血，消肿生肌 E. 收敛止血，利尿通淋

【正确答案】B

【易错答案】C

【答案分析】白及为收敛止血之要药，味涩质粘，亦能消肿生肌，故答案是B项。白及与三七的功效易于混淆，经常错选C项。

13. 三七具有的功效是

  A. 散瘀止血，凉血通经 B. 化瘀止血，活血利尿 C. 收敛止血，消肿生肌

  D. 散瘀止血，消肿定痛 E. 收敛止血，活血定痛

【正确答案】D

【易错答案】C

【答案分析】本题测试三七的功效，既能散瘀止血，又能消肿定痛，故正确答案是D项。三七止血偏于活血化瘀，白及止血偏于黏腻收敛，是二者的不同之处。

14. 既能凉血止血，又能化痰止咳的药物是

  A. 半夏 B. 侧柏叶 C. 大蓟

  D. 桃仁 E. 白茅根

【正确答案】B

【易错答案】D

【答案分析】本题测试侧柏叶的功效，既能凉血止血，又能化痰止咳，故正确答案是B项。桃仁功能化痰止咳，又能活血化瘀，是易于混淆的选项。

15. 下列哪味药物是水火烫伤之要药

  A. 大蓟 B. 三七 C. 白及

  D. 乳香 E. 地榆

【正确答案】E

【易错答案】B、D

【答案分析】地榆苦寒能泻火解毒，味酸涩能敛疮，为治水火烫伤之要药，故答案是E项。三七、乳香为伤科之常用药，是经常出错的选项。

16. 功能凉血，化瘀，止血，通经的药物是

  A. 小蓟 B. 三七 C. 大黄

  D. 丹皮 E. 茜草

【正确答案】E

【易错答案】A、C

【答案分析】茜草善走血分，既能凉血止血，又能活血通经，故正确答案是E项。

17. 蒲黄具有的功效是

A. 化瘀止血，清热　　　B. 凉血止血，通经　　　C. 化瘀止血，通淋

D. 凉血止血，利尿　　　E. 化瘀止血，凉血

【正确答案】C

【易错答案】D

【答案分析】本题测试蒲黄的功效，即止血，化瘀，通淋，故答案是C项。混淆凉血止血与化瘀止血，常误选D项。

（二）多选题

1. 仙鹤草具有的功效有哪些

A. 收敛止血　　　B. 补虚　　　C. 止痢

D. 解毒　　　E. 截疟

【正确答案】ABCDE

【易错答案】漏选一项或多项。

【答案分析】仙鹤草的功效是收敛止血，补虚，止痢，解毒，截疟。故答案应选ABCDE。

2. 白茅根可用治下列哪些病证

A. 肺热咳嗽　　　B. 疮痈肿毒　　　C. 胃热呕吐

D. 水肿淋证　　　E. 血热出血

【正确答案】ACDE

【易错答案】错选B项。

【答案分析】白茅根功能凉血止血，可用治多种血热出血之证。又能清热利尿，用治水肿、淋证等。既能清胃热而止呕，用治胃热呕吐，又能清肺热而止咳，用治肺热咳嗽。因而答案是ACDE。

3. 白及常用治下列哪些病证

A. 肺胃出血　　　B. 痈肿疮疡　　　C. 水火烫伤

D. 手足皲裂　　　E. 疟疾寒热

【正确答案】ABCD

【易错答案】漏选B、C项。

【答案分析】白及功能收敛止血，善治各种出血证，尤多用于肺胃出血之证。又能消肿生肌，对于痈肿疮疡，水火烫伤，手足皲裂皆宜。故答案应选ABCD。水火烫伤、手足皲裂是白及适应证的难点，也是经常出错的知识点。

4. 具有凉血止血作用的药物有哪些

A. 大蓟　　　　　B. 小蓟　　　　　C. 地榆
D. 槐花　　　　　E. 侧柏叶

【正确答案】ABCDE

【易错答案】漏选一项或多项。

【答案分析】备选药物均能凉血止血，治疗血热出血之证，故答案是 ABCDE。

5. 茜草常用治下列哪些病证

A. 出血证　　　　B. 血瘀经闭　　　C. 跌打损伤
D. 风湿痹痛　　　E. 水火烫伤

【正确答案】ABCD

【易错答案】漏选 D 项。

【答案分析】茜草功能凉血化瘀止血，并能通经，凡血热夹瘀之出血病证及经闭、跌打损伤、风湿痹痛等均可用之，故答案应选 ABCD。其中，D 项风湿痹痛是难点，常常漏选。

6. 功能收敛止血的药物有哪些

A. 仙鹤草　　　　B. 白及　　　　　C. 艾叶
D. 茜草　　　　　E. 血余炭

【正确答案】ABE

【易错答案】漏选 E 项。

【答案分析】仙鹤草、白及、血余炭是收敛止血药，艾叶是温经止血药，茜草是凉血止血药，故答案是 ABE。

（三）简答题

1. 止血药分几类，其药性、功效与主治分别是什么？

【正确答案】根据止血药的药性及功效主治不同，可分为凉血止血药、化瘀止血药、收敛止血药和温经止血药四大类。

凉血止血药药性寒凉，功能清泄血分之热而止血，适用于血热妄行之出血病证。

化瘀止血药既能止血，又能化瘀，有止血不留瘀的特点，适用于瘀血性出血病证。

收敛止血药味多涩，或为炭类，或质黏，有收敛止血之功，适用于多种出血病证，而以虚损不足或外伤出血者为好。

温经止血药其性温热，能温通经脉而止血，适用于虚寒性出血病证。

【易错答案】对止血药的分类不明确。

【答案分析】根据止血药药性寒、热不同，有凉血止血药和温经止血药。药性散、收的不同，有化瘀止血药和收敛止血药。

2. 比较大蓟与小蓟的功效与主治病证的共同点和不同点。

【正确答案】大蓟与小蓟皆能凉血止血，散瘀解毒消痈，治疗血热妄行之出血诸证及热毒疮痈。

但大蓟凉血止血，散瘀消痈力强，多用于吐血、咳血及崩漏下血；小蓟兼能利尿通淋，故以治尿血、血淋为佳，其散瘀解毒消肿之力略逊于大蓟。

【易错答案】不能明确指出小蓟的利尿作用强。

【答案分析】小蓟与大蓟功效相似，功能凉血止血，用治血热出血证，常配伍使用。小蓟兼有利尿作用，故善治尿血、血淋，如小蓟饮子（《济生方》）。大蓟无利尿作用，可广泛用于各种血热出血证。

3. 比较地榆与槐花的功效、主治病证的共同点和不同点。

【正确答案】地榆与槐花均能凉血止血，治疗血热妄行之出血病证。因其性下行，故以治下部的出血病证最宜。但地榆凉血之中兼能收敛，凡下部血热出血，如便血、痔血、崩漏等皆宜；又能解毒敛疮，用治水火烫伤、湿疹及疮疡痈肿，尤为治水火烫伤之要药。槐花凉血止血，功在大肠，以治便血、痔血尤佳；又能清肝泻火，治疗肝火上炎之目赤、眩晕等证。

【易错答案】对地榆与槐花的各自特点不明确。

【答案分析】地榆与槐花均能凉血止血，用治血热所致的大肠出血，如便血、痔血，是其特点。地榆兼有涩性，故能收敛止血，又可敛疮解毒，用治疮疡湿疹，为水火烫伤之要药。此外，槐花善清肝火，用治肝火上炎证。

4. 试述白茅根与芦根的功效和主治病证有何异同？

【正确答案】白茅根与芦根均能清肺胃热，利尿通淋，主治肺热咳嗽、胃热呕逆及热淋涩痛，常相须为用。但芦根偏走气分，以清热生津为主，能清肺热且长于排脓，治疗肺痈吐脓。白茅根偏走血分，以凉血止血见长。

【易错答案】不能明确指出白茅根入血分，芦根入气分是二者主要不同。

【答案分析】白茅根、芦根均能清肺胃热且利尿，治疗肺热咳嗽、胃热呕吐和小便淋痛，且常相须为用。然白茅根偏入血分，以凉血止血见长；而芦根偏入气分，以清热生津为优。

第十九章 活血化瘀药

◎ 重点 ◎

（一）概述

活血化瘀药的性能特点、功效与主治病证

（二）活血止痛药

1. 下列药物的性能、功效与应用

川芎、延胡索、郁金

2. 下列药物的功效、主治病证

姜黄、乳香

3. 下列药物的功效

没药、五灵脂

4. 下列药物的用法用量

延胡索、五灵脂

5. 下列药物的使用注意

川芎、郁金、乳香、没药、五灵脂

6. 郁金与姜黄功效、主治病证的共同点与不同点

（三）活血调经药

1. 下列药物的性能、功效与应用

丹参、红花、桃仁、益母草、牛膝

2. 下列药物的功效、主治病证

鸡血藤

3. 下列药物的功效

泽兰、王不留行

4. 下列药物的使用注意

丹参

5. 红花与桃仁功效、主治病证的共同点与不同点

（四）活血疗伤药

1. 下列药物的性能、功效与应用

马钱子

2. 下列药物的功效、主治病证

土鳖虫

3. 下列药物的功效

自然铜、苏木、骨碎补、血竭

4. 下列药物的使用注意

马钱子

5. 下列药物的用量用法

马钱子

（五）破血消癥药

1. 下列药物的功效与应用

莪术、三棱

2. 下列药物的功效

水蛭、穿山甲

◎ 难点 ◎

（一）活血止痛药

1. 下列药物的性能、功效与应用

川芎、延胡索、郁金

2. 郁金与姜黄功效、主治病证的共同点与不同点

（二）活血调经药

下列药物的性能、功效与应用

丹参、红花、桃仁、益母草、牛膝

（三）活血疗伤药

1. 下列药物的性能、功效与应用

马钱子

2. 下列药物的使用注意

马钱子

3. 下列药物的用量用法

马钱子

（四）破血消癥药

下列药物的功效与应用

莪术、三棱

常见试题

(一) 单选题

1. 川芎具有的功效是
   A. 活血行气，祛风止痛　　　B. 活血止痛，化瘀调经　　　C. 活血化瘀，利水消肿
   D. 活血行气，通经下乳　　　E. 活血调经，补血养阴

【正确答案】A
【易错答案】B
【答案分析】本题测试川芎的功效，功能活血行气止痛，善行头面，长于祛风，故答案是 A 项。

2. "行血中气滞，气中血滞，专治一身上下诸痛"的药物是
   A. 川芎　　　　　　　　B. 郁金　　　　　　　　C. 延胡索
   D. 姜黄　　　　　　　　E. 乳香

【正确答案】C
【易错答案】A
【答案分析】此句为《本草纲目》中关于延胡索的论述，既能活血止痛，又能行气止痛，故正确答案为 C 项。

3. 既能活血，又能凉血，并能养血的药物是
   A. 丹参　　　　　　　　B. 大黄　　　　　　　　C. 鸡血藤
   D. 郁金　　　　　　　　E. 生地黄

【正确答案】A
【易错答案】C
【答案分析】丹参既能活血调经，又能凉血消痈，并能养血安神，故本题答案选 A 项。

4. 既能行血补血，又能舒筋活络的药物是
   A. 红花　　　　　　　　B. 益母草　　　　　　　C. 丹参
   D. 鸡血藤　　　　　　　E. 桃仁

【正确答案】D
【易错答案】C
【答案分析】鸡血藤既能活血，又能补血，且善于疏通经络，故答案选 D 项。红花、桃仁、益母草功能活血，但无补血之力，丹参功能活血补血，但无舒筋活络之功，均不是正确答案。

5. 红花具有的功效是
   A. 活血通经，利水消肿　　　B. 活血止痛，行气通经　　　C. 活血通经，消肿生肌
   D. 活血止痛，止咳平喘　　　E. 活血通经，祛瘀止痛

【正确答案】E

【易错答案】B

【答案分析】本题测试红花的功效,即活血化瘀以止痛、调经,故答案是E项。红花无行气作用,常错选B项。

6.具有活血行气、通络止痛作用,长于行肢臂而除痹痛的药物是

A.丹参　　　　　　　　B.姜黄　　　　　　　　C.乳香
D.红花　　　　　　　　E.川芎

【正确答案】B

【易错答案】D

【答案分析】本题测试姜黄功效特点,外散风寒湿邪,内行气血而通络止痛,而长于行肢臂经脉而除痹痛。故答案为B项。

7.骨碎补具有的功效是

A.凉血止血,接骨疗伤　　B.活血疗伤,散瘀解毒　　C.活血续伤,补肾强骨
D.祛风除湿,强壮筋骨　　E.活血定痛,化瘀止血

【正确答案】C

【易错答案】A、D

【答案分析】骨碎补功能活血散瘀、消肿止痛、续筋接骨,善于入肾补肾补骨,用治肾虚骨弱诸证,能治骨伤而得名。故本题答案应选C项。

8.功能活血消癥,消肿排脓的药物是

A.乳香　　　　　　　　B.五灵脂　　　　　　　C.丹参
D.穿山甲　　　　　　　E.斑蝥

【正确答案】D

【易错答案】A

【答案分析】穿山甲功能活血消癥,消肿排脓,可使脓未成者消散,已成脓者速溃,为治疗疮痈肿痛之要药。故本题答案选D项。

9.姜黄的性味是

A.辛、苦,温　　　　　　B.辛、苦,寒　　　　　　C.辛、甘,温
D.辛、咸,温　　　　　　E.辛、酸,温

【正确答案】A

【易错答案】C

【答案分析】姜黄辛散温通苦泄,既入血分又入气分,能活血行气止痛,故选答案A项。本题可根据姜黄的功效,结合五味学说内容,推测药物的性味特点,以减少记忆的负担。

10.入汤剂宜包煎的药物是

A.红花　　　　　　　　B.月季花　　　　　　　C.马钱子
D.五灵脂　　　　　　　E.骨碎补

【正确答案】D

【易错答案】C

【答案分析】五灵脂是动物的粪便入药,遇水易散开呈粉状,引起药液混浊,故入汤剂需包煎。所以本题答案选D项。马钱子一般不入汤剂,多入丸散剂。

11. 在十八反中,与丹参不宜同用的药物是

A. 五灵脂　　　　　　　B. 莱菔子　　　　　　　C. 藜芦

D. 甘草　　　　　　　　E. 甘遂

【正确答案】C

【易错答案】B

【答案分析】在十八反中,"诸参辛芍叛藜芦",其中的"参"也包括了丹参,不能与藜芦同用。故本题答案选C项。

12. 性善"上行头目",为治头痛的要药是

A. 羌活　　　　　　　　B. 川芎　　　　　　　　C. 细辛

D. 白芷　　　　　　　　E. 吴茱萸

【正确答案】B

【易错答案】A、D

【答案分析】川芎既能活血行气,又能祛风止痛,善"上行头目",是治疗头痛的要药。故答案应选B项。羌活、白芷、细辛均能散寒解表止痛,羌活善于治疗太阳经头痛,白芷善于治疗阳明经头痛,细辛善于治疗少阴经头痛,吴茱萸善于治疗厥阴经颠顶头痛。

13. 功能活血定痛,消肿生肌的药物是

A. 姜黄　　　　　　　　B. 五灵脂　　　　　　　C. 乳香

D. 丹参　　　　　　　　E. 川芎

【正确答案】C

【易错答案】A、E

【答案分析】本题测试乳香的功效,既能活血定痛,又能消肿生肌,故答案是C项。

14. 桃仁具有而杏仁不具有的功效是

A. 行气止痛　　　　　　B. 润肠通便　　　　　　C. 活血化瘀

D. 止咳平喘　　　　　　E. 利水消肿

【正确答案】C

【易错答案】B、D

【答案分析】桃仁与杏仁均能止咳平喘和润肠通便,但桃仁还具有活血化瘀作用,杏仁无此作用,是二者的区别。故答案是C项。误解本题的含义,常误选B、D项。

15. 益母草具有的功效是

A. 活血调经,祛瘀止痛　　　　B. 活血行气,祛风止痛　　　　C. 活血化瘀,下乳消痈

D.活血化瘀,利尿通淋　　　　　　E.活血调经,利水消肿

【正确答案】E

【易错答案】D

【答案分析】本题测试益母草的功效,即活血调经,利水消肿,清热解毒,故正确答案是E项。D项利尿通淋与利水消肿易于混淆,是常见的错误选项。

16.功能引血(火)下行的药物是

　　A.川芎　　　　　　　B.独活　　　　　　　C.肉桂

　　D.丹参　　　　　　　E.牛膝

【正确答案】E

【易错答案】B、C

【答案分析】本题测试牛膝的功效特点,本品酸苦降泄,性善下行,故能引血(火)下行,主治气火上逆,上焦出血证,故正确答案是牛膝。B项独活同样性善下行,但不能入血分,多用治下半身风湿。C项肉桂功能引火归元,其功效表达与引血下行相似,易于混淆,故B、C项均是常见的错误选项,需重点区分。

17.功能破血行气,消积止痛,性能偏于破血的药物是

　　A.没药　　　　　　　B.三棱　　　　　　　C.莪术

　　D.穿山甲　　　　　　E.乳香

【正确答案】B

【易错答案】A、C

【答案分析】本题测试莪术与三棱的功效特点的差异,二者均能破血行气,消积止痛,但莪术偏于破气,三棱偏于破血,故正确答案是三棱。乳香与没药同样是一对功效相似的药物,功能活血定痛,消肿生肌,但乳香偏于行气,没药偏于活血,二者的活血作用相比莪术、三棱和缓,不能称为破血。常常误选A项没药,或者C项莪术。

18.功能破血逐瘀,续筋接骨的药物是

　　A.马钱子　　　　　　B.土鳖虫　　　　　　C.自然铜

　　D.苏木　　　　　　　E.血竭

【正确答案】B

【易错答案】A

【答案分析】备选药物均能活血疗伤,只有土鳖虫是虫体入药,活血作用峻猛,称为破血,故本题选B项。

19.莪术具有的功效是

　　A.破血行气,消积止痛　　B.活血化瘀,调经止痛　　C.破血逐瘀,攻毒蚀疮

　　D.破血通经,逐瘀消癥　　E.活血消癥,消肿排脓

【正确答案】A

【易错答案】D

【答案分析】莪术活血作用峻猛，故称破血，又兼有行气功效，故能消积止痛，本题选A项。其他选项没有行气作用，因而不选。

（二）多选题

1. 丹参可用治下列哪些病证

   A. 产后瘀滞腹痛　　B. 疮痈肿痛　　C. 癥瘕积聚
   D. 跌打伤痛　　　　E. 心悸失眠

   【正确答案】ABCDE

   【易错答案】漏选一项或多项。

   【答案分析】丹参具有活血调经、祛瘀止痛的作用，能用治多种瘀血阻滞的病证。丹参又能清心除烦，用于心悸失眠，又能凉血消痈，用治疮痈肿毒。故答案选ABCDE。

2. 郁金具有的功效有哪些

   A. 利尿通淋　　　　B. 清心凉血　　C. 活血止痛
   D. 行气解郁　　　　E. 利胆退黄

   【正确答案】BCDE

   【易错答案】错选A项或漏选。

   【答案分析】郁金既入血分，又入气分，功能活血行气止痛。主入肝经，故能行气解郁、利胆退黄。药性寒凉，故能凉血、清心，故答案选BCDE。

3. 牛膝可用治下列哪些病证

   A. 跌打损伤　　　　B. 经闭痛经　　C. 腰膝酸痛
   D. 淋证　　　　　　E. 头痛眩晕

   【正确答案】ABCDE

   【易错答案】漏选一项或多项。

   【答案分析】牛膝功能活血化瘀，用于妇科经产诸疾以及跌打伤痛。又能补益肝肾，可用于肝肾亏虚之腰膝酸软。又能利水通淋，用治淋证。善于下行，引血下行，以降上炎之火，用治肝阳上亢之头痛眩晕。故答案是ABCDE。

4. 具有活血行气止痛作用的药物有哪些

   A. 丹参　　　　　　B. 乳香　　　　C. 川芎
   D. 牛膝　　　　　　E. 姜黄

   【正确答案】BCE

   【易错答案】误选或错选。

   【答案分析】丹参、牛膝只入血分，长于活血调经。乳香、川芎和姜黄既入血分又入气分，能活血行气止痛，故选答案BCE。

5. 益母草可用治下列哪些病证

A. 水肿 B. 疮痈肿毒 C. 跌打损伤
D. 湿热黄疸 E. 血滞经闭

【正确答案】ABCE

【易错答案】漏选或错选。

【答案分析】益母草功能活血调经，为妇产科要药，故名益母，用治血滞经闭、痛经、月经不调等证。又能利水消肿，用于水肿。本品既能活血散瘀以止痛，用治跌打损伤，又能清热解毒以消肿，用治疮痈肿毒。益母草无利胆退黄作用，不治黄疸，故答案是ABCE。

6. 既能活血调经，又能利水的药物有哪些

A. 丹参 B. 益母草 C. 红花
D. 牛膝 E. 泽兰

【正确答案】BDE

【易错答案】漏选或漏选。

【答案分析】本题测试学生对药物功效的综合运用能力。益母草能活血调经、利水通淋、清热解毒，牛膝能活血调经、补益肝肾、利水通淋、引火下行，泽兰能活血调经、祛瘀消痈、利水消肿。故答案选BDE。

7. 桃仁可用治下列哪些病证

A. 肺痈肠痈 B. 血瘀腹痛 C. 热结便秘
D. 咳嗽气喘 E. 癥瘕积聚

【正确答案】ABDE

【易错答案】错选C项或漏选。

【答案分析】桃仁功能活血祛瘀，用于瘀血阻滞的多种病证以及肺痈、肠痈等。又能止咳平喘而用于咳嗽气喘。桃仁富含油脂，功能润肠通便，用治肠燥便秘，而非热结便秘，是本题设计的陷阱，易于出错。正确答案选ABDE。

8. 郁金可用治下列哪些病证

A. 吐血衄血 B. 热病神昏 C. 胸胁疼痛
D. 砂石淋证 E. 湿热黄疸

【正确答案】ABCE

【易错答案】漏选E项或错选D项。

【答案分析】郁金既能活血，又能行气，故用治气血瘀滞之痛证。又能清心开窍，故可用于热陷心包之神昏。又能凉血止血，用于气火上逆之吐血、衄血。郁金性寒入肝胆经，能清利肝胆湿热，可治湿热黄疸。无利尿通淋作用，不用于治砂石淋证，故答案是ABCE。

9. 丹参具有的功效有哪些

A. 除烦安神 B. 凉血消痈 C. 祛瘀止痛
D. 行气解郁 E. 活血调经

【正确答案】ABCE

【易错答案】漏选或错选 D 项。

【答案分析】丹参功能活血化瘀而止痛、调经，药性寒凉，故能凉血而清热消痈、清心安神，故答案是 ABCE。丹参无行气作用，是区别活血止痛药的特点。

10. 长于活血疗伤的药物有哪些
   A. 土鳖虫　　　　　　B. 苏木　　　　　　C. 自然铜
   D. 马钱子　　　　　　E. 血竭

【正确答案】ABCDE

【易错答案】漏选 B、E。

【答案分析】备选药物均能活血化瘀，善于疗伤续断，苏木、自然铜、血竭是了解药物，若对其功效不熟，常常出错。

11. 红花可用治下列哪些病证
   A. 瘀滞斑疹色暗　　　B. 跌打损伤　　　　C. 胸痹心痛
   D. 癥瘕积聚　　　　　E. 血滞经闭

【正确答案】ABCDE

【易错答案】漏选 A 项或他项。

【答案分析】红花功能活血化瘀，从而止痛、调经、疗伤、消癥，可用治一切瘀血证，如瘀血经闭、胸痹心痛、跌打损伤、癥瘕积聚。红花功能活血通脉以化滞消斑，可用于瘀热郁滞之斑疹色暗。故答案 ABCDE。

12. 下列关于马钱子的论述哪些是正确的
   A. 内服用量 0.3～0.6g。
   B. 炮制后入丸散用。
   C. 药性苦温，有大毒，归肝、脾经。
   D. 功能散结消肿，通络止痛。
   E. 含有毒成分能被皮肤吸收，故外用亦不宜大面积涂敷。

【正确答案】ABCDE

【易错答案】漏选一项或多项。

【答案分析】马钱子是重点药物，其药性、功效、主治、用治用量和使用注意是要求掌握的知识点。

13. 牛膝具有的功效有哪些
   A. 活血通经　　　　　B. 引血下行　　　　C. 利水通淋
   D. 清热解毒　　　　　E. 补肝肾，强筋骨

【正确答案】ABCE

【易错答案】漏选或错选。

【答案分析】本题测试牛膝的功效，即活血通经，补肝肾，强筋骨，利水通淋，引血下行。牛膝具有诸多功效，是记忆的难点，又是考试的重点。

（三）简答题

1. 何谓活血化瘀药？其性能、功效及主治是什么？

【正确答案】具有通利血脉、促进血行、消散瘀血作用，主治瘀血病证的药物，称为活血化瘀药。其中活血作用较强者，又称破血药。

活血化瘀药性味多为辛、苦、温，味辛能行，味苦通泄，主入心、肝二经。

活血化瘀药通过活血化瘀作用而具有多种不同的功效，如活血止痛、活血调经、活血消肿、活血疗伤、活血消痈、破血消癥等。

活血化瘀药适用于一切瘀血阻滞证，遍及内、外、妇、儿等各科。如各种瘀滞痛证、癥瘕积聚、中风不遂、肢体麻木、关节痹痛、跌打伤痛、疮痈肿痛、月经不调、产后瘀滞腹痛等。

【易错答案】不会全面描述活血化瘀药的功效。

【答案分析】简单地讲，活血化瘀药具有活血化瘀作用，用治瘀血证。具体而言，根据药物活血的疗效不同，分为活血止痛药、活血调经药、活血疗伤药、破血消癥药等，分别用治各种瘀血证。

2. 结合川芎的药性，试述川芎的功效与主治病证。

【正确答案】川芎的药性为辛，温；归肝、胆、心包经。具有活血行气，祛风止痛之功效。主治血瘀气滞的多种痛证及头痛、风湿痹痛。

川芎味辛既能行散又可祛风，性温散寒，故能活血行气，祛风止痛，为"血中之气药"，用治血瘀气滞的胸胁、心腹部诸痛。

川芎辛温升散，能"上行头目"，祛风止痛，为治疗头痛的要药，可治疗风寒、风热、风湿头痛及血瘀、外伤头痛或血虚头痛，故李东垣言"头痛须用川芎"。

川芎善"下调经水"，能活血调经，为妇科调经要药，可治多种妇科血瘀气滞的疾病，如痛经、经闭、产后腹痛、月经不调等。"中开郁结"又可用治胸胁痛。

此外，川芎的辛散温通，祛风止痛通络，亦治风湿痹痛。

【易错答案】不会结合药性论述川芎的功效与应用。

【答案分析】川芎具有活血行气，祛风止痛之功效。主治血瘀气滞的多种痛证及头痛、风湿痹痛。可结合"上行头目，下调经水，中开郁结"的特点，具体描述川芎的应用，血瘀气滞所致的头痛、胸胁疼痛、月经不调。

3. 郁金与姜黄的功效与主治的相同点和不同点是什么？

【正确答案】郁金与姜黄为同一植物的不同药用部位，均能活血化瘀，行气止痛，用治气滞血瘀之证。姜黄药用其根茎，辛温行散，祛瘀力强，以治寒凝气滞血瘀之证为佳，且可祛风通痹而用于风湿痹痛。郁金药用其块根，苦寒降泄，行气力强，药性寒凉而凉血，以治血热瘀滞之证为宜；清心解郁，用治热病神昏等证。又能利胆退黄，而用于湿热黄疸。

【易错答案】不能明确说明郁金与姜黄的药性寒热不同和功效差异。

【答案分析】郁金与姜黄同出一源，姜黄药用其根茎，郁金药用其块根。姜黄性温，活血力强，辛散温通，外散风寒湿邪，内行气血，尤长于行肢臂而除痹痛。郁金性寒清热，可凉血用治血热郁滞证；可清心开窍，用治热病神昏等证。主入肝经，可疏肝行气，又利胆退黄，用治湿热黄疸。

4. 简述乳香与没药功效与应用的相同点与不同点有哪些？

【正确答案】乳香与没药均具有活血止痛，消肿生肌的功效，皆可用治跌打损伤、瘀滞疼痛，疮疡肿痛，疮疡溃后久不收口及多种瘀滞痛证。二者的区别在于，乳香偏于行气、伸筋，治疗痹证多用；没药偏于散血化瘀，治疗血瘀气滞较重之胃痛多用。

【易错答案】不能准确说明，乳香偏于行气，没药偏于活血。

【答案分析】乳香与没药均能活血止痛，消肿生肌，用治血瘀气滞痛证，常相须为用。乳香偏于行气、伸筋，治疗痹证多用。没药偏于散血化瘀，治疗血瘀气滞较重之胃痛多用。

5. 桃仁与红花功效与应用的相同点与不同点有哪些？

【正确答案】桃仁与红花皆能活血化瘀，可用治瘀血阻滞的多种病证，如血瘀经闭、痛经、产后腹痛、胸痹心痛、癥瘕积聚、胸肋痛及外伤瘀痛等，两药常相须为用以增强疗效。红花又能活血消斑，用治瘀滞斑疹色暗。桃仁又能止咳平喘，用治咳嗽气喘证。桃仁富含油脂，可润肠通便，用治肠燥便秘。桃仁活血祛瘀以消痈，配清热解毒药，常用治肺痈、肠痈等证。

【易错答案】对桃仁与红花的各自特点描述不准确。

【答案分析】桃仁与红花的共同特点是活血化瘀，用治瘀血证，常相须为用。不同点是，红花又能活血消斑，用治瘀滞斑疹。桃仁又能止咳平喘，润肠通便，用治咳嗽气喘和肠燥便秘。

第二十章 化痰止咳平喘药

◎ **重点** ◎

（一）概述

化痰药的性能特点、功效、主治病证及配伍方法

（二）温化寒痰药

1. 下列药物的性能、功效与应用

半夏

2. 下列药物的功效、主治病证

天南星、旋覆花

3. 下列药物的功效

白附子、芥子、白前

4. 下列药物的用法用量

半夏、天南星、芥子、旋覆花

5. 下列药物的使用注意

半夏、天南星、芥子

6. 半夏与天南星、半夏与陈皮功效、主治病证的共同点和不同点

（三）清化热痰药

1. 下列药物的性能、功效与应用

川贝母、浙贝母、瓜蒌、桔梗

2. 下列药物的功效与主治病证

竹茹、竹沥

3. 下列药物的功效

天竺黄、前胡、海藻、昆布

4. 下列药物的用法用量

竹沥

5. 下列药物的使用注意

川贝母、浙贝母、瓜蒌、海藻、桔梗

6. 川贝母与浙贝母性能功效、主治病证的共同点与不同点

（四）止咳平喘药

1. 下列药物的性能、功效与应用

苦杏仁、紫苏子、百部、桑白皮、葶苈子

2. 下列药物的功效、主治病证

紫菀、款冬花、枇杷叶、白果

3. 下列药物的用法

苦杏仁、百部、枇杷叶

4. 下列药物的使用注意

苦杏仁、白果、百部

5. 桑白皮与葶苈子相似药物性能功效、主治病证的共同点与不同点

◎ 难点 ◎

（一）温化寒痰药

1. 下列药物的性能、功效、应用

半夏

2. 下列药物的功效、主治病证

天南星、旋覆花

3. 半夏与天南星、半夏与陈皮功效、主治病证的共同点和不同点

（二）清化热痰药

1. 下列药物的性能、功效与应用

川贝母、浙贝母、瓜蒌、桔梗

2. 川贝母与浙贝母性能功效、主治病证的共同点与不同点

（三）止咳平喘药

1. 下列药物的性能、功效与应用

苦杏仁、紫苏子、百部、桑白皮、葶苈子

2. 下列药物的功效与主治病证

紫菀、款冬花、枇杷叶、白果

常见试题

（一）单选题

1. 功能燥湿化痰，善治脏腑湿痰证的药物是

A. 天南星　　　　　　B. 半夏　　　　　　C. 川贝母

D. 桔梗　　　　　　　E. 芥子

【正确答案】B

【易错答案】A

【答案分析】半夏味辛温燥,为燥湿化痰,温化寒痰之要药,尤善治脏腑之湿痰。故答案是 B 项。天南星善治风痰证,是常见的错误选项。

2. 具有燥湿化痰,祛风解痉功效的药物是
A. 半夏　　　　　　　　B. 胆南星　　　　　　　C. 天南星
D. 芥子　　　　　　　　E. 皂荚
【正确答案】C
【易错答案】B
【答案分析】天南星入肝经,走经络,善祛风痰而止痉厥,故答案是 C 项。而胆南星为天南星用牛胆汁拌制而成的加工品,功能清热化痰,息风定惊,故常误选 B 项。

3. 功能祛风痰解痉,善治头面部疾患的药物是
A. 半夏　　　　　　　　B. 皂荚　　　　　　　　C. 白附子
D. 芥子　　　　　　　　E. 胆南星
【正确答案】C
【易错答案】D
【答案分析】白附子既祛风痰,又能止痛,其性上行,尤擅治头面部诸疾,故答案是 C 项。

4. 芥子具有的功效是
A. 温化寒痰,解毒散结　　B. 温肺化痰,利气散结　　C. 燥湿化痰,消痞散结
D. 温化寒痰,消肿散结　　E. 燥湿化痰,祛风解痉
【正确答案】B
【易错答案】C、D
【答案分析】本题测试芥子的功效,能散肺寒,利气机,通经络,化寒痰,逐水饮,温通经络,又能散结通络止痛,故正确答案为 B 项。

5. 桔梗可用治癃闭、便秘,主要是因其
A. 有利尿通便之功　　　　B. 有通淋润肠之功　　　C. 有开宣肺气之功
D. 有肃降肺气之功　　　　E. 有加强肾与膀胱气化之功
【正确答案】C
【易错答案】A、E
【答案分析】肺主宣发而司二便,桔梗性散上行,可开宣肺气而通二便,故答案是 C 项。

6. 瓜蒌具有的功效是
A. 燥湿化痰,消痞散结　　B. 清热化痰,润肺止咳　　C. 清热化痰,祛风止痉
D. 清热化痰,润燥滑肠　　E. 燥湿化痰,宽胸散结
【正确答案】D
【易错答案】E
【答案分析】瓜蒌具有的功效是清热涤痰,宽胸散结,润燥滑肠,故答案是 D 项。瓜蒌性

寒清热，非燥湿化痰，常误选E项。

7. 竹茹善治下列哪种呕吐

A. 胃阴虚呕吐　　　　B. 胃气虚呕吐　　　　C. 食积呕吐
D. 胃热呕吐　　　　　E. 胃寒呕吐

【正确答案】D

【易错答案】E

【答案分析】竹茹微寒能清热降逆止呕，为治热性呕逆之要药，故治胃热呕吐最宜。

8. 百部治咳喘，是取其何种功效

A. 宣肺止咳　　　　　B. 化痰止咳　　　　　C. 清肺止咳
D. 润肺止咳　　　　　E. 温肺止咳

【正确答案】D

【易错答案】A、C

【答案分析】对止咳平喘药的学习，关键是掌握药物止咳平喘的机理。百部甘润苦降，微温不燥，功专润肺止咳，无论外感、内伤、新咳、久嗽，皆可用之。故答案是D项。

9. 旋覆花入煎剂宜

A. 后下　　　　　　　B. 先煎　　　　　　　C. 另煎
D. 包煎　　　　　　　E. 冲服

【正确答案】D

【易错答案】A、C

【答案分析】旋覆花有绒毛，易刺激咽喉作痒而致呛咳呕吐，故须布包入煎。

10. 功能降气化痰，止咳平喘的药物是

A. 桔梗　　　　　　　B. 紫苏子　　　　　　C. 百部
D. 紫菀　　　　　　　E. 白果

【正确答案】B

【易错答案】A

【答案分析】本题测试紫苏子的功效。紫苏子性主降，长于降肺气，化痰涎，气降痰消则咳喘自平，故答案是B项。

11. 紫菀具有的功效是

A. 清肺化痰止咳　　　B. 温肺化饮平喘　　　C. 敛肺止咳平喘
D. 润肺化痰止咳　　　E. 宣肺止咳平喘

【正确答案】D

【易错答案】A

【答案分析】紫菀辛散苦泄，质润而不燥，长于润肺下气，故正确答案是D项。

12. 具有清肺化痰，止咳平喘之功的药物是

A. 苏子　　　　　　　B. 马兜铃　　　　　　C. 瓜蒌
D. 旋覆花　　　　　　E. 白果

【正确答案】B

【易错答案】C

【答案分析】本题测试马兜铃的功效。马兜铃性寒质轻，味苦泄降，善清肺热，降肺气，又能化痰而止咳平喘。

13. 患者痰涎壅盛，喘咳不得平卧，痰多，胸肋胀满，治疗宜首选药物是
A. 紫苏子　　　　　　B. 葶苈子　　　　　　C. 白芥子
D. 桑白皮　　　　　　E. 白果

【正确答案】B

【易错答案】D

【答案分析】桑白皮与葶苈子均能泻肺平喘，利水消肿，葶苈子力峻，重在泻肺中水气、痰涎，对邪盛喘满不得卧者尤宜，故其为首选。

14. 具有敛肺定喘化痰之功的药物是
A. 苏子　　　　　　　B. 葶苈子　　　　　　C. 桑白皮
D. 马兜铃　　　　　　E. 白果

【正确答案】E

【易错答案】A、D

【答案分析】本题测试白果的功效。白果性涩而收，能敛肺定喘，且兼有一定化痰之功，具有敛肺定喘化痰之功。

15. 被誉为"舟楫之剂"，功能载药上行的药物是
A. 柴胡　　　　　　　B. 升麻　　　　　　　C. 桔梗
D. 前胡　　　　　　　E. 葛根

【正确答案】C

【易错答案】A、B

【答案分析】桔梗性散上行，能载诸药上行，《珍珠囊药性赋》云其"为诸药之舟楫"。

16. 善治"皮里膜外之痰"的药物为
A. 半夏　　　　　　　B. 天南星　　　　　　C. 白附子
D. 芥子　　　　　　　E. 旋覆花

【正确答案】D

【易错答案】C

【答案分析】本题测试芥子的功效特点，功能温通经络，善散"皮里膜外之痰"，故答案是D项。

17. 功能降气化痰，行水，止呕的药物是

A. 杏苦仁　　　　　　　B. 白前　　　　　　　　C. 芥子
D. 半夏　　　　　　　　E. 旋覆花

【正确答案】E

【易错答案】A、D

【答案分析】本题测试旋覆花的功效，功能降气化痰，行水，止呕，故答案是E项。

18. 白前具有的功效是
A. 降气化痰　　　　　　B. 降气化痰，疏散风热　　C. 降气化痰，降逆止呕
D. 燥湿化痰，消肿散结　　E. 燥湿化痰，止咳平喘

【正确答案】A

【易错答案】B

【答案分析】白前长于祛痰，降肺气以平咳喘，故答案是A项。白前与前胡药名、功效相似，常常混淆，误选B项。

19. 前胡具有的功效是
A. 降气化痰　　　　　　B. 降气化痰，散风清热　　C. 降气化痰，降逆止呕
D. 燥湿化痰，消肿散结　　E. 燥湿化痰，止咳平喘

【正确答案】B

【易错答案】A

【答案分析】前胡功能降气化痰，又能散风清热，故答案是B项。白前与前胡药名、功效相似，常常误选A项。

20. 川贝母具有功效是
A. 清热化痰，除烦止呕　　B. 燥湿化痰，润肠通便　　C. 清热化痰，润肺止咳
D. 清热化痰，清心定惊　　E. 清热化痰，利咽开音

【正确答案】C

【易错答案】A

【答案分析】川贝母功能清泄肺热化痰，又味甘质润能润肺止咳，尤宜于内伤久咳、燥痰、热痰之证。故答案是C项。

21. 竹茹具有的功效是
A. 燥湿化痰，散结消肿　　B. 清热化痰，除烦止呕　　C. 清热化痰，润肠通便
D. 清热化痰，润肺止咳　　E. 燥湿化痰，降逆止呕

【正确答案】B

【易错答案】E

【答案分析】竹茹善于清化热痰，又能清热止呕，为治热性呕逆之要药，故答案是B项。

22. 下列哪项不是桔梗的功效
A. 排脓　　　　　　　　B. 祛痰　　　　　　　　C. 利咽

D. 散结   E. 宣肺

【正确答案】D

【易错答案】A

【答案分析】桔梗辛散苦泄，宣开肺气，祛痰，无论寒热皆可应用。具有的功效是宣肺，祛痰，利咽，排脓。故答案是D项。

23. 桑白皮具有的功效是

A. 清肺止咳，除烦止呕   B. 敛肺止咳，化痰平喘   C. 清热化痰，润肺止咳

D. 泻肺平喘，利水消肿   E. 降气化痰，止咳平喘

【正确答案】D

【易错答案】A、E

【答案分析】桑白皮功能清泻肺火兼泻肺中水气而平喘，又能肃降肺气，通调水道而利水消肿，故答案是D项。

24. 枇杷叶具有的功效是

A. 清热化痰，润肺止咳   B. 燥湿化痰，散结止痛   C. 降气化痰，止咳平喘

D. 清肺止咳，清肝明目   E. 清肺止咳，降逆止呕

【正确答案】E

【易错答案】A、D

【答案分析】枇杷叶功能清降肺气，又能清胃热，降胃气而止呕吐、呃逆，故答案是E项。

（二）多选题

1. 功能润肺止咳的药物有哪些

A. 苦杏仁   B. 紫菀   C. 款冬花

D. 紫苏子   E. 百部

【正确答案】BCE

【易错答案】错选或漏选。

【答案分析】紫菀、款冬花、百部止咳以润肺为主，苦杏仁、紫苏子则是以降肺气为主。故答案是BCE。

2. 具有降气化痰功效的药物是有哪些

A. 白前   B. 前胡   C. 旋覆花

D. 紫苏子   E. 苦杏仁

【正确答案】ABCDE

【易错答案】漏选一项或多项。

【答案分析】白前的功效是降气化痰；前胡的功效是降气化痰，宣散风热；旋覆花的功效是降气化痰，降逆止呕；紫苏子的功效是降气化痰，止咳平喘，润肠通便；苦杏仁的功效是止咳平喘，润肠通便，其止咳平喘是通过宣降肺气而起效的。故答案是ABCDE。

3. 半夏可用治下列哪些病证

A. 胸脘痞闷　　　　B. 呕吐　　　　C. 湿痰证
D. 瘰疬痰核　　　　E. 梅核气

【正确答案】ABCDE

【易错答案】漏选一项或多项。

【答案分析】半夏功能燥湿化痰，主治湿痰、寒痰证。又能降逆止呕，治各种呕吐；消痞散结，治胸脘痞闷、结胸、梅核气、痰核瘿瘤，痈疽肿毒及毒蛇咬伤。

4. 下列药物中，善治热痰证的是

A. 竹茹　　　　　　B. 浙贝母　　　　C. 瓜蒌
D. 胆南星　　　　　E. 白附子

【正确答案】ABCD

【易错答案】漏选或错选。

【答案分析】竹茹、浙贝母、瓜蒌性寒，功能清化热痰，胆南星为天南星经牛胆汁拌制而成的加工品，药性由温转为凉，功效能清热化痰、息风定惊，因此答案为ABCD。白附子性温，为温化寒痰药。本题的难点在于胆南星，若误解为温化寒痰的天南星，常漏选D项。

5. 半夏具有的功效有哪些

A. 消痞散结　　　　B. 燥湿化痰　　　　C. 祛风止痉
D. 降逆止呕　　　　E. 润肺止咳

【正确答案】ABD

【易错答案】漏选或错选。

【答案分析】半夏为燥湿化痰，温化寒痰之要药，尤善治脏腑之湿痰。又能降逆和胃，为止呕要药。半夏化痰而能消痞散结。半夏无祛风痰作用，常错选C项。

6. 桔梗的主治病证有哪些

A. 咳嗽痰多　　　　B. 咽喉肿痛　　　　C. 胸痹
D. 肺痈吐脓　　　　E. 心下痞

【正确答案】ABD

【易错答案】错选或漏选。

【答案分析】桔梗归肺经，其性升散，载药上行，功能宣肺，化痰，利咽，排脓。主治肺气不宣所致的肺病，如咳嗽痰多、咽痛失音、肺痈等证。故答案是ABD。胸痹与心下痞病位不在肺，因而不宜选择。

7. 芥子的主治证有哪些

A. 寒痰喘咳　　　　B. 悬饮　　　　C. 阴疽流注
D. 关节肿痛　　　　E. 水肿

【正确答案】ABCD

【易错答案】漏选或错选 E 项。

【答案分析】白芥子功能温肺化痰,用治寒痰咳喘、悬饮。又能温通经络,善散"皮里膜外之痰",消肿散结止痛,主治痰湿流注所致的阴疽肿毒、关节肿痛、肢体麻木。故答案是 ABCD。

8. 瓜蒌可用治下列哪些病证
A. 风痰眩晕　　　　　B. 肠燥便秘　　　　　C. 胸痹
D. 肠痈　　　　　　　E. 痰热咳喘

【正确答案】BCDE

【易错答案】错选 A 项或漏选。

【答案分析】瓜蒌可清热化痰,用治痰热阻肺之咳喘;痰气互结,胸阳不通之胸痹心痛。能清热散结消肿,常配清热解毒药以治痈证,如肠痈。又能润燥滑肠,适用于肠燥便秘。故答案是 BCDE。瓜蒌无祛风痰作用,不治风痰眩晕。

(三) 简答题

1. 化痰药常配伍哪些药物? 为什么?

【正确答案】化痰药常配伍健脾燥湿药和行气药。因"脾为生痰之源",脾虚则津液不归正化而聚湿生痰,故常配健脾燥湿药同用,以标本兼顾。又因痰易阻滞气机,"气滞则痰凝,气行则痰消",故常配理气药同用,以加强化痰之功。

【易错答案】不会结合中医基础理论,解释化痰药为什么配伍健脾药和理气药。

【答案分析】从痰湿的病因和特点入手,不难理解化痰药的配伍特点。"脾为生痰之源",痰易阻滞气机,"气行则痰消",故化痰药与健脾药和理气药同用。

2. 简述半夏和天南星的功效与主治证的异同点。

【正确答案】半夏、天南星二者均辛温有毒,为燥湿化痰要药,善治湿痰、寒痰证,炮制后又能治热痰、风痰。半夏主入脾、肺经,重在治脏腑湿痰。天南星则走经络,偏于祛风痰而能解痉,善治风痰证。半夏又能和胃降逆止呕,消痞散结。天南星则消肿散结之功显著。

【易错答案】不能明确半夏与天南星的功效差异。

【答案分析】二者均能燥湿化痰,用治寒痰、湿痰证。不同之处在于,半夏偏祛脏腑湿痰,且能止呕。天南星偏祛风痰。

3. 结合药性,简述川贝母、浙贝母的功效与主治的异同。

【正确答案】川、浙贝母功效,基本相同,但前者以甘味为主,性偏于润,肺热燥咳、虚劳咳嗽用之为宜。后者以苦味为主,性偏于泄,风热犯肺或痰热郁肺咳嗽用之为宜。至于清热散结之功,川、浙贝母共有,但以浙贝母为胜。

【易错答案】不能明确指出二者药性的不同,川贝母是甘润的,浙贝母是苦泄的。

【答案分析】川、浙贝母均能清热化痰,消痈散结,用治肺热咳嗽,瘰疬,肺痈等证。但川贝母以甘味为主,性偏于润,功能润肺,肺热燥咳、虚劳咳嗽用之为宜。浙贝母以苦味为主,性偏于泄,风热犯肺或痰热郁肺之咳嗽用之为宜。至于清热散结之功,二者共在,但以浙贝母为胜。

4. 比较半夏与陈皮的功效与主治的相同点与不同点。

【正确答案】半夏与陈皮均为辛温之品，皆能燥湿化痰，常相须为用，治湿痰、寒痰咳嗽气逆，痰多清稀，胸脘痞满。半夏属化痰药，温燥之性尤强，燥湿化痰之力更强，又能降逆止呕，消痞散结，消肿止痛，用治气逆呕吐，心下痞，结胸，梅核气，瘿瘤痰核等。陈皮属行气药，辛行苦泄，长于理气和中，擅治脾胃气滞，脘腹胀痛，食少便溏等。

【易错答案】不能掌握半夏与陈皮功效的不同。

【答案分析】半夏与陈皮均能燥湿化痰，用治湿痰、寒痰咳嗽证。半夏是化痰药，燥湿化痰以降逆止呕，消痞散结。陈皮是行气药，理气健脾，用治脾胃气滞。

第二十一章　安神药

◎ 重点 ◎

（一）重镇安神药

1. 下列药物的性能、功效与应用

朱砂、磁石、龙骨

2. 下列药物的功效

琥珀

3. 下列药物的用法用量

朱砂、磁石、龙骨、琥珀

4. 朱砂与磁石性能功效、主治病证的共同点与不同点

（二）养心安神药

1. 下列药物的性能、功效与应用

酸枣仁

2. 下列药物的功效、主治病证

柏子仁、远志

3. 下列药物的功效

首乌藤、合欢皮

4. 酸枣仁与柏子仁功效、主治病证的共同点与不同点

◎ 难点 ◎

1. 下列药物的性能、功效与应用

朱砂、磁石、龙骨、酸枣仁

2. 下列药物的功效、主治病证

柏子仁、远志

常见试题

（一）单选题

1. 朱砂具有的功效是

A. 重镇安神，清心解毒 B. 重镇安神，平肝潜阳 C. 重镇安神，活血化瘀
D. 重镇安神，降逆止呕 E. 重镇安神，燥湿化痰

【正确答案】A

【易错答案】B

【答案分析】朱砂既可重镇安神，又能清心安神，为镇心、清火、安神定志之药。故答案是A项。朱砂虽质地沉重，但无平肝潜阳作用，是易于混淆的功效。

2. 龙骨入煎剂应

A. 先煎 B. 后入 C. 另煎
D. 包煎 E. 冲服

【正确答案】A

【易错答案】B

【答案分析】龙骨药用动物骨骼化石，生用质地坚硬，不容易煎出有效成分，故入煎剂宜先煎，答案应选择A项。混淆先煎与后下的概念，常误选B项。

3. 患者心悸失眠，健忘多梦，体虚多汗，治疗宜选用的药物是

A. 朱砂 B. 酸枣仁 C. 柏子仁
D. 合欢皮 E. 远志

【正确答案】B

【易错答案】C

【答案分析】酸枣仁功能养心益肝安神，且能酸收敛汗。治疗心悸失眠，健忘多梦，体虚多汗者，宜用B项酸枣仁。

4. 患者因心肾不交所致的失眠多梦，健忘惊悸，治疗宜选用的药物是

A. 朱砂 B. 磁石 C. 龙骨
D. 远志 E. 琥珀

【正确答案】D

【易错答案】B

【答案分析】本题测试远志的安神特点，既能开心气而宁心安神，又能通肾气而强志不忘，适宜于心肾不交之失眠多梦，宜选用D项远志。

5. 患者因心火亢盛，阴血不足所致失眠多梦，惊悸怔忡，心中烦热，治疗宜选用的药物是

A. 远志 B. 酸枣仁 C. 琥珀
D. 朱砂 E. 磁石

【正确答案】D

【易错答案】B

【答案分析】本题测试朱砂的安神特点，功能清心重镇安神，故善治心火亢盛，阴血不足之失眠，宜选用朱砂。酸枣仁善治心血亏虚之失眠，是出题设计的陷阱，常常误选B项。

6. 琥珀具有的功效是
A. 清心镇惊，安神解毒　　　B. 镇惊安神，平肝潜阳　　　C. 镇惊安神，活血散瘀
D. 养血安神，润肠通便　　　E. 养血安神，祛风通络
【正确答案】C
【易错答案】B
【答案分析】本题测试琥珀的功效，琥珀具有镇惊安神功效，也能活血通经，散瘀消癥，故选C项。琥珀无重镇平肝作用，常误选B项。

7. 朱砂内服的用量是
A. 15~30g　　　B. 10~15g　　　C. 1~3g
D. 1.5~3g　　　E. 0.1~0.5g
【正确答案】E
【易错答案】C、D
【答案分析】朱砂药用虽为质重的矿石药，但因其有毒，内服过量易引起中毒，用量应控制在0.1~0.5g之间，故答案应选择E项。

8. 酸枣仁具有的功效是
A. 镇惊安神，清心解毒　　　B. 养心益肝，安神敛汗　　　C. 养心安神，润肠通便
D. 养血安神，祛风通络　　　E. 镇惊安神，清心化痰
【正确答案】B
【易错答案】C
【答案分析】酸枣仁功能养心阴，益肝血而有安神之效，味酸能收敛止汗，故答案是B项。酸枣仁药名带有"仁"字，却没有润肠通便作用，常误选C项。

9. 柏子仁具有的功效是
A. 养血安神，祛风通络　　　B. 养心益肝，安神敛汗　　　C. 镇惊安神，润肠通便
D. 镇惊安神，清心解毒　　　E. 养心安神，润肠通便
【正确答案】E
【易错答案】B、C
【答案分析】柏子仁主入心经，具有养心安神之功效，多用于心阴不足，心血亏虚以致心神失养之心悸怔忡，且富含油脂，能润肠通便，故答案是E项。

10. 患者因情志不遂，忿怒忧郁，烦躁失眠，心神不宁，治疗宜选用的药物是
A. 合欢皮　　　B. 首乌藤　　　C. 远志
D. 酸枣仁　　　E. 柏子仁
【正确答案】A
【易错答案】C
【答案分析】合欢皮善解肝郁，悦心安神，适宜于情志不遂，忿怒忧郁所致失眠。故答案是

A 项。

11.首乌藤具有的功效是

A. 镇惊安神，清心解毒　　　B. 养心益肝，安神敛汗　　　C. 养心安神，祛痰开窍
D. 养血安神，祛风通络　　　E. 养心安神，活血消肿

【正确答案】D

【易错答案】E

【答案分析】首乌藤功能补养阴血，养心安神，可用治阴虚血少之失眠多梦，且能祛风通经，活络止痛，故答案是 D 项。

（二）多选题

1.磁石具的的功效有哪些

A. 镇惊安神　　　B. 降逆止呕　　　C. 聪耳明目
D. 平肝潜阳　　　E. 纳气平喘

【正确答案】ACDE

【易错答案】漏选或误选 B 项。

【答案分析】磁石的功效是镇惊安神，平肝潜阳，聪耳明目，纳气平喘，故答案应选择 ACDE。其中，聪耳明目，纳气平喘是记忆的难点，常常漏选。

2.龙骨可用治下列哪些病证

A. 癥瘕积聚　　　B. 心神不宁　　　C. 肝阳眩晕
D. 滑脱诸证　　　E. 湿疮痒疹

【正确答案】BCDE

【易错答案】漏选或误选 A 项。

【答案分析】龙骨功能镇静安神，用治心神不宁。有平肝潜阳作用，用治肝阳上亢所致的头晕目眩。龙骨味涩能敛，有收敛固涩功效，可治疗遗精、滑精、尿频。外用有收湿、敛疮、生肌之效，可用治湿疮湿疹。龙骨无软坚散结作用，不用治癥瘕积聚，与牡蛎功效混淆，常误选 A 项。

3.具有镇惊安神功效的药物有哪些

A. 朱砂　　　B. 磁石　　　C. 龙骨
D. 琥珀　　　E. 柏子仁

【正确答案】ABCD

【易错答案】漏选或误选 E 项。

【答案分析】朱砂、磁石、龙骨、琥珀均有镇惊安神功效，柏子仁具有养心安神功效。故答案应选择 ABCD。

4.磁石可用治下列哪些病证

A. 血热出血　　　B. 头晕目眩　　　C. 耳鸣耳聋

D. 肾虚气喘　　　　　　　　E. 心神不宁

【正确答案】BCDE

【易错答案】错选 A 项或漏选。

【答案分析】磁石功能镇惊安神、平肝潜阳，用治心神不宁、肝阳上亢之头晕目眩，又能补益肝肾，聪耳明目，纳气归肾，用治耳鸣耳聋、肾虚气喘，故选 BCDE。

5. 龙骨具有的功效有哪些

　A. 平肝潜阳　　　　B. 软坚散结　　　　C. 镇惊安神
　D. 化痰开窍　　　　E. 收敛固涩

【正确答案】ACE

【易错答案】误选 B 项或漏选。

【答案分析】龙骨功能镇静安神，质重沉降，有较强的平肝潜阳作用。味涩能敛，亦有收敛固涩功效，故答案是 ACE。

6. 内服只宜入丸散，不入煎剂的药物是

　A. 朱砂　　　　　　B. 龙骨　　　　　　C. 磁石
　D. 琥珀　　　　　　E. 灵芝

【正确答案】AD

【易错答案】漏选或错选。

【答案分析】龙骨、磁石、灵芝均可入煎剂。朱砂因其不溶于水，且受热发生化学反应，可析出汞及其他有毒物质，不宜入煎剂。琥珀有效成分不溶于水，内服多入丸散剂，故答案应选择 AD。

7. 远志可用治下列哪些病证

　A. 失眠多梦　　　　B. 风湿痹痛　　　　C. 头痛眩晕
　D. 咳嗽痰多　　　　E. 痈疽疮毒

【正确答案】ADE

【易错答案】漏选或错选。

【答案分析】远志功能安神益智，主治心肾不交之心神不宁、失眠。又能祛痰止咳，故可用治痰多黏稠、咳吐不爽者。又能消散痈结，用于痈疽疮毒。故答案是 ADE。

（三）简答题

1. 安神药常分几类？各类药物的药性、功效与主治病证是什么？

【正确答案】根据临床应用不同，安神药可分为重镇安神药与养心安神药两类。

重镇安神药多为矿石、化石、介类药物，具有质重沉降之性。重能镇怯，故有镇惊安神、平惊定志、平肝潜阳等作用。主要用于心火炽盛、痰火扰心、肝郁化火及惊吓等引起的实证心神不宁，心悸失眠等证。

养心安神药多为植物类种子、种仁类药物，具有甘润滋养之性，故有滋养心肝、益阴补血、交通心肾等作用。主要适用于阴血不足、心脾两虚、心肾不交等导致的心悸怔忡、虚烦不眠等证。

【易错答案】不能掌握两类安神药的药性特点。

【答案分析】两类安神药都有明显的性状特点，重镇安神药，多为矿石、化石，质地沉重，功能镇惊安神，用治热扰心神所致的失眠。养心安神药，多为植物种仁，具有养心安神作用，用治气血不足，心失所养所致的失眠。

2. 比较柏子仁与酸枣仁功效、主治病证的共同点与不同点。

【正确答案】柏子仁与酸枣仁皆味甘性平，均有养心安神、止汗之功，用治阴血不足、心神失养所致的心悸怔忡、失眠、健忘及阴虚盗汗，常相须为用。柏子仁质润多脂，又能润肠通便而治肠燥便秘。酸枣仁安神作用较强，入心肝经，养肝阴，益心血，用治心肝血虚所致失眠多梦。且味酸敛汗力强，体虚自汗、盗汗较常选用。又能生津，用于津伤口渴。

【易错答案】不能掌握柏子仁和酸枣仁的特点与差异。

【答案分析】柏子仁和酸枣仁均能养心安神，止汗，用治心血不足之失眠多梦及阴虚盗汗。不同之处在于柏子仁专入心经，养心安神，而酸枣仁入心肝二经，既能养心血，又能养肝阴，用治心肝血虚所致的失眠。此外，柏子仁又能润肠通便，用治肠燥便秘。酸枣仁味酸敛汗力强，又能生津。

第二十二章　平肝息风药

◎ **重点** ◎

（一）概述

平肝息风药的功效、主治病证

（二）平抑肝阳药

1. 下列药物的性能、功效与应用

石决明、牡蛎

2. 下列药物的功效与应用

代赭石

3. 下列药物的功效

珍珠母、刺蒺藜、罗布麻叶

4. 下列药物的用法用量

石决明、珍珠母、牡蛎、代赭石

5. 下列药物的使用注意

代赭石、罗布麻叶

6. 决明子与石决明、龙骨与牡蛎相似药物功效、主治病证的共同点与不同点

（三）息风止痉药

1. 下列药物的性能、功效与应用

羚羊角、牛黄、钩藤、天麻

2. 下列药物的功效与主治病证

地龙、全蝎、蜈蚣、僵蚕

3. 下列药物的功效

珍珠

4. 下列药物的用法用量

羚羊角、牛黄、珍珠、钩藤、全蝎、蜈蚣

5. 下列药物的使用注意

牛黄、全蝎、蜈蚣

6. 羚羊角与牛黄、全蝎与蜈蚣相似药物功效、主治病证的共同点与不同点

◎ 难点 ◎

1. 下列药物的性能、功效与应用

石决明、牡蛎

2. 下列药物的性能、功效与应用

羚羊角、牛黄、钩藤、天麻

3. 下列药物的功效与主治病证

地龙、全蝎、蜈蚣、僵蚕

常见试题

（一）单选题

1. 既能清热平肝，又能息风定惊的药物是

A. 夏枯草 B. 刺蒺藜 C. 钩藤

D. 白菊花 E. 决明子

【正确答案】C

【易错答案】D、E

【答案分析】本题测试钩藤的功效，既能清肝热，又能平肝阳，又能息肝风，故答案应选择C项。夏枯草、决明子能清肝热，刺蒺藜能平肝阳，白菊花既能清肝热，又能平肝阳，D、E项是常见的错误选项。

2. 患者热极生风，惊痫抽搐，治疗宜首选的要药是

A. 地龙 B. 羚羊角 C. 钩藤

D. 天麻 E. 全蝎

【正确答案】B

【易错答案】A、D

【答案分析】本题测试羚羊角的特点，善能清泄肝热，平肝息风，镇惊解痉。故为治惊痫抽搐之要药，尤宜于热极生风所致者，故答案应选择B项。

3. 治疗肝风内动，惊痫抽搐，无论寒热虚实皆可配伍应用的药物是

A. 钩藤 B. 天麻 C. 牛黄

D. 地龙 E. 蜈蚣

【正确答案】B

【易错答案】A

【答案分析】天麻味甘质润，药性平和，可用治各种病因之肝风内动，惊痫抽搐，不论寒热虚实，均可配伍应用，故答案应选择B项。

4. 治疗眩晕头痛，不论虚证、实证皆可应用的药物是

A. 全蝎 B. 蜈蚣 C. 天麻
D. 钩藤 E. 僵蚕

【正确答案】C

【易错答案】D、E

【答案分析】天麻味甘质润，药性平和，既息肝风，又平肝阳，为治眩晕头痛之要药，不论虚证、实证皆可应用，故答案应选择C项。

5. 既能平抑肝阳，又能清热利水的药物是

A. 石决明 B. 磁石 C. 菊花
D. 刺蒺藜 E. 罗布麻叶

【正确答案】E

【易错答案】D

【答案分析】本题测试罗布麻叶的功效，既能平抑肝阳，又能清热利水，故答案应选择E项。

6. 既能平肝潜阳，又能息风止痉的药物是

A. 石决明 B. 羚羊角 C. 磁石
D. 僵蚕 E. 地龙

【正确答案】B

【易错答案】C、D

【答案分析】羚羊角既能平肝潜阳，又能息风止痉，答案应选择B项。石决明、磁石功能平肝潜阳，僵蚕、地龙功能息风止痉。

7. 既能平抑肝阳，又能疏肝解郁的药物是

A. 石决明 B. 香附 C. 刺蒺藜
D. 菊花 E. 佛手

【正确答案】C

【易错答案】A、B

【答案分析】刺蒺藜既能平抑肝阳，又能疏肝解郁，故答案应选择C项。石决明、菊花功能平抑肝阳，无疏肝作用。香附、佛手功能疏肝解郁，无平肝作用。

8. 既能凉肝息风，又能豁痰开窍的药物是

A. 羚羊角 B. 天麻 C. 钩藤
D. 牛黄 E. 僵蚕

【正确答案】D

【易错答案】A

【答案分析】本题测试牛黄的功效。牛黄既能凉肝息风，又能清心豁痰，开窍醒神，故答案应选择D项。

9. 既能平息内风，又能祛除外风的药物是

A. 羚羊角 B. 天麻 C. 钩藤
D. 刺蒺藜 E. 地龙

【正确答案】B

【易错答案】A、C

【答案分析】羚羊角、天麻、钩藤、地龙都有平息内风作用，其中天麻又能祛除外风，通络止痛，故答案应选择B项。

10. 既能平肝潜阳，又能清肝明目的药物是

A. 夏枯草 B. 决明子 C. 石决明
D. 刺蒺藜 E. 青葙子

【正确答案】C

【易错答案】B

【答案分析】本题测试石决明的功效，既能平肝潜阳，又能清肝明目，故答案应选择C项。其他药物均有清肝明目之功效，但无平肝潜阳作用。

11. 入汤剂须后下的药物是

A. 羚羊角 B. 天麻 C. 钩藤
D. 全蝎 E. 地龙

【正确答案】C

【易错答案】A

【答案分析】钩藤入汤剂宜后下，有效成分不耐高温，久煎则使药效降低。故答案是C项。

12. 患者因温热病痰热阻闭心窍所致神昏谵语，高热烦躁，治疗宜首选的药物是

A. 羚羊角 B. 钩藤 C. 僵蚕
D. 牛黄 E. 天麻

【正确答案】D

【易错答案】A、E

【答案分析】本题测试牛黄的功效特点，既能清心祛痰，又能开窍醒神，善治温热病热入心包及中风等痰热阻闭证。羚羊角善治热极生风之要药，是常见的错误选项。

13. 全蝎具有的功效是

A. 息风止痉，平抑肝阳 B. 化痰开窍，凉肝息风 C. 息风止痉，攻毒散结
D. 清热定惊，通络平喘 E. 平抑肝阳，清热利尿

【正确答案】C

【易错答案】A

【答案分析】本题测试全蝎的功效，既能息风镇痉，又能攻毒散结，故答案是C项。全蝎有毒，以毒攻毒，用以解毒散结。

14. 僵蚕具有的功效是

A. 息风止痉，化痰散结　　B. 平肝潜阳，软坚散结　　C. 平肝息风，清肝明目
D. 化痰开窍，凉肝息风　　E. 息风止痉，攻毒散结

【正确答案】A

【易错答案】B、E

【答案分析】本题测试僵蚕的功效，既能息风止痉，祛风止痛，又能化痰散结，故答案是 A 项。化痰散结是僵蚕功效的难点，也是区别其他药物的要点。

（二）多选题

1. 具有平肝潜阳功效的药物是

A. 石决明　　B. 代赭石　　C. 龙骨
D. 珍珠　　E. 磁石

【正确答案】ABCE

【易错答案】错选 D 项或漏选。

【答案分析】石决明、代赭石、龙骨、磁石均能平肝潜阳，故选 ABCE。珍珠无平肝潜阳作用，与珍珠母混淆，常误选 D 项。

2. 善清肝热的药物有哪些

A. 羚羊角　　B. 珍珠母　　C. 钩藤
D. 石决明　　E. 刺蒺藜

【正确答案】ABCD

【易错答案】漏选 B、C 项。

【答案分析】羚羊角、珍珠母、钩藤、石决明均性寒泄热，有清肝热作用。故答案应选择 ABCD。

3. 代赭石可用治的病证有哪些

A. 肝阳上亢　　B. 呕吐呃逆　　C. 气逆喘息
D. 血热吐衄　　E. 滑脱诸证

【正确答案】ABCD

【易错答案】漏选 B、C 项。

【答案分析】代赭石具有平肝潜阳、重镇降逆、凉血止血功效。可治疗肝阳上亢，头晕目眩；胃气上逆，呕吐呃逆；肺气上逆，气逆咳喘以及血热吐衄之证。故答案应选择 ABCD。代赭石重镇降逆，用治肺胃气逆证，是记忆的难点，也是常出错的地方。

4. 僵蚕可用治的病证有哪些

A. 惊痫抽搐　　B. 风中经络　　C. 风热头痛
D. 高热惊厥　　E. 痰核瘰疬

【正确答案】ABCE

【易错答案】错选 D 项或漏选。

【答案分析】僵蚕既能息风止痉，又能化痰定惊，故治惊风、癫痫。又能祛风化痰通络，故治风中经络。又有祛外风、散风热、止痛、止痒之功，用治肝经风热之头痛。又能软坚散结，又兼可化痰，故可用治痰核、瘰疬。故答案是 ABCE。

5. 地龙可用治的病证有哪些
   A. 高热惊痫 B. 中风半身不遂 C. 风湿痹痛
   D. 肺热喘咳 E. 小便不利
   【正确答案】ABCDE
   【易错答案】漏选一项或多项。
   【答案分析】地龙既能息风止痉，又善于清热定惊，故适用于高热神昏谵语、痉挛抽搐。善于通行经络，用治中风后气虚血滞，经络不利，半身不遂。长于通络止痛，适用于多种原因导致的经络阻滞、血脉不畅，肢节不利。性寒降泄，长于清肺平喘，用治邪热壅肺，肺失肃降之喘息不止。又能清热结而利水道，用于热结膀胱，小便不通。故答案是 ABCDE。

6. 牡蛎可用治的病证有哪些
   A. 痰核瘰疬 B. 滑脱诸证 C. 胃痛吞酸
   D. 头晕目眩 E. 心悸失眠
   【正确答案】ABCDE
   【易错答案】漏选一项或多项。
   【答案分析】牡蛎功能重镇安神，用治心悸怔忡、失眠多梦。又能平肝潜阳，用治阴虚阳亢，头目眩晕。又能软坚散结，用治痰火郁结之痰核瘰疬。煅后有收敛固涩、制酸止痛作用，可治疗滑脱之证、胃痛吞酸。故答案是 ABCDE。

7. 珍珠与珍珠母共同具有的功效有哪些
   A. 敛疮 B. 退翳 C. 清肝明目
   D. 平肝潜阳 E. 镇惊安神
   【正确答案】ABCE
   【易错答案】漏选或错选 D 项。
   【答案分析】珍珠与珍珠母均有镇惊安神、清肝明目、退翳、敛疮之功效，故选 ABCE。珍珠重在镇惊安神，无平肝潜阳作用，因与珍珠母药名、功效相似，常误选 D 项，亦是出题设计的陷阱。

8. 地龙具有的功效有哪些
   A. 清热定惊 B. 通络 C. 平喘
   D. 攻毒散结 E. 利尿
   【正确答案】ABCE
   【易错答案】漏选或错选 D 项。
   【答案分析】地龙功能息风止痉，又善于清热平喘，其性走窜，善于通行经络，又能通利水道，故选 ABCE。地龙本身无毒，不能以毒攻毒，故不选 D 项攻毒散结。其平喘、利水作用，是记忆的难点，常遗漏该选项。

9. 牡蛎具有的功效是

A. 收敛固涩　　　　B. 软坚散结　　　　C. 制酸止痛
D. 重镇安神　　　　E. 平肝潜阳

【正确答案】ABCDE

【易错答案】漏选一项或多项。

【答案分析】牡蛎质重镇怯，有安神功效，亦能平肝潜阳，味咸能软坚散结，煅后能收敛固涩、制酸止痛，故答案是 ABCDE。

（三）简答题

1. 比较龙骨与牡蛎功效，主治病证的共同点与不同点。

【正确答案】龙骨与牡蛎均有重镇安神、平肝潜阳、收敛固涩的作用，常相须为用，均可用治心神不安、惊悸失眠，阴虚阳亢、头晕目眩及各种滑脱证。龙骨主入心经，长于镇惊安神，且收敛固涩作用优于牡蛎，外用还能收湿敛疮。牡蛎主入肝经，平肝潜阳功效显著，又有软坚散结之功，可用治痰核、瘰疬、瘿瘤、癥瘕积聚等证。煅后还能制酸止痛。

【易错答案】不能说明龙骨镇惊安神力强，牡蛎平肝潜阳力强。

【答案分析】龙骨与牡蛎共同的功效有三个，也是龙骨的功效，即：重镇安神、平肝潜阳、收敛固涩。牡蛎还有软坚散结与制酸止痛的作用。

2. 比较石决明与决明子功效，主治病证的共同点与不同点。

【正确答案】石决明与决明子均有清肝明目功效，用治肝热目赤肿痛，翳障等。石决明咸寒质重，凉肝镇肝，兼益肝阴，故无论实证、虚证之目疾均可应用，尤用于血虚肝热之羞明、目暗。又能平肝潜阳，滋养肝阴，故用治肝阳上亢之头痛眩晕。决明子功偏清泻肝火而明目，常用治肝经实火之目赤肿痛，并能润肠通便，治疗肠燥便秘。

【易错答案】混淆石决明与决明子的功效。

【答案分析】石决明与决明子均有清肝明目作用，用治肝火目赤证。不同之处在于，石决明又能平肝潜阳，用治肝阳上亢证。决明子又能润肠通便，用治肠燥便秘。

3. 结合羚羊角药性，试述羚羊角的功效与主治病证。

【正确答案】羚羊角药性咸、寒；归肝、心经。具有平肝息风，清肝明目，清热解毒功效。主治肝风内动，肝阳上亢，肝火上炎及壮热神昏。

羚羊角能清泄肝热，平肝息风，镇惊解痉。为治惊痫抽搐之要药，尤宜于热极生风之高热，神昏，惊厥抽搐。

羚羊角又能平肝潜阳，宜用治肝阳上亢之眩晕头痛。

羚羊角善清肝火而明目，又可用治肝火上炎之头痛，目赤肿痛。

羚羊角又能清热凉血散血，泻火解毒，又可用治温热病壮热神昏，谵语躁狂，甚或抽搐，热毒斑疹等症。

【易错答案】对羚羊角的功效与适应证概括不全面。

【答案分析】可将羚羊角的功效概括为息肝风，平肝阳，清肝热，用治肝风内动证、肝阳上亢证、肝火上炎证。其性寒凉，故能泻火解毒凉血，用治热毒、血热证。

4. 平肝息风药常分几类？各类药物的药性、功效与主治病证是什么？

【正确答案】平肝息风药可分为平抑肝阳药及息风止痉药两类。平抑肝阳药多为质重之介类或矿石类药物，故有平抑肝阳或平肝潜阳之功效，主治肝阳上亢病证。

息风止痉药以息肝风，止痉挛为主要功效，主治热极生风，肝阳化风，血虚生风等证。以及肝风夹痰，痰热上扰之癫痫，或风毒侵袭，引动内风之破伤风。部分兼有平肝潜阳，清肝泻火作用的息风止痉药，亦可用治肝阳眩晕，肝火上攻目赤肿痛等证。

【易错答案】不能掌握平肝药与息风药各自的功效与主治。

【答案分析】平肝息风药分为两类，平肝药和息风药。平肝药功能平肝潜阳，用治肝阳上亢证。息风药功能息风止痉，用治肝风内动证。肝风内动证因病因不同，又有热极生风、肝阳化风、血虚生风等不同。

第二十三章 开窍药

◎ **重点** ◎

1. 开窍药的性能特点、功效、主治病证与使用注意
2. 下列药物的性能、功效与应用

麝香

3. 下列药物的功效、主治病证

冰片、石菖蒲

4. 下列药物的功效

苏合香

5. 下列药物的用法用量

麝香、冰片、苏合香

6. 下列药物的使用注意

麝香、冰片

7. 麝香与冰片功效、主治病证的共同点与不同点

◎ **难点** ◎

1. 开窍药的性能特点、功效、主治病证与使用注意
2. 下列药物的性能、功效、应用

麝香

3. 下列药物的功效、主治病证

冰片、石菖蒲

常见试题

（一）单选题

1. 具有开窍醒神，活血通经作用的药物是

A. 苏合香　　　　　　B. 冰片　　　　　　C. 麝香
D. 石菖蒲　　　　　　E. 牛黄

【正确答案】C

【易错答案】A

【答案分析】备选药物均有开窍醒神作用，具有活血通经作用的药物只有麝香，故答案应选C项。

2. 患者因痰湿蒙蔽清窍所致的神志昏乱，治疗宜首选的药物是

A. 石菖蒲　　　　　　B. 冰片　　　　　　C. 天竺黄
D. 竹茹　　　　　　　E. 郁金

【正确答案】A

【易错答案】B、C

【答案分析】石菖蒲、冰片同为开窍药，石菖蒲化湿豁痰开窍，冰片清热开窍。故最适合治疗痰湿蒙蔽、神志昏迷的药物是石菖蒲，答案选A项。

3. 具有开窍、辟秽、止痛之功，用治冠心病心绞痛的首选药物是

A. 石菖蒲　　　　　　B. 冰片　　　　　　C. 苏合香
D. 丹参　　　　　　　E. 红花

【正确答案】C

【易错答案】B

【答案分析】冰片、苏合香具有止痛功效，常用治冠心病心绞痛，但同时具有开窍、辟秽、止痛功效，治疗冠心病心绞痛首选的应是苏合香，故答案选C项。

4. 外用有清热止痛、消肿之功，为五官科常用药的是

A. 苏合香　　　　　　B. 石菖蒲　　　　　　C. 菊花
D. 冰片　　　　　　　E. 生石膏

【正确答案】D

【易错答案】E

【答案分析】冰片外用有清热止痛、消肿之功，为五官科常用药，故答案是D项。生石膏有清热消肿功效，可治胃火上攻牙龈肿痛，但用法为内服。

5. 既可治疗寒闭昏迷，又能治疗热闭神昏的最佳药物是

A. 麝香　　　　　　　B. 苏合香　　　　　　C. 牛黄
D. 冰片　　　　　　　E. 石菖蒲

【正确答案】A

【易错答案】B

【答案分析】本题涉及各味开窍药的特点。麝香为开窍醒神之要药，可用于各种原因所致之闭证神昏，无论寒闭、热闭皆可应用，为闭证神昏的首选药，故答案应选A项。苏合香辛散温通，为治寒闭神昏之要药，不用于热闭神昏。牛黄性寒清热，化痰开窍，适用于治痰热闭阻神昏。冰片开窍醒神、清热止痛，性偏寒凉，为凉开之品，虽可用治寒闭神昏，但必须配伍温开药物方可；石菖蒲开窍醒神、化湿、豁痰，多用治痰浊、痰热、湿浊蒙蔽之神昏。

（二）多选题

1. 麝香活血通经止痛，可用于治疗
   A. 咽喉肿痛　　　　B. 难产　　　　C. 血瘀经闭
   D. 风湿痹痛　　　　E. 心腹暴痛

   【正确答案】ABCDE

   【易错答案】漏选一项或多项。

   【答案分析】麝香具有活血通经、消肿止痛功效，主治疮疡肿毒、咽喉肿痛、血瘀经闭、癥瘕、心腹暴痛、头痛、跌打损伤、风湿痹痛、难产等，故答案应选ABCDE。

2. 下列药物中有开窍醒神作用的药物是
   A. 冰片　　　　　　B. 苏合香　　　　C. 牛黄
   D. 郁金　　　　　　E. 石菖蒲

   【正确答案】ABCDE

   【易错答案】漏选一项或多项。

   【答案分析】冰片、牛黄清热解毒、开窍醒神，苏合香温通辟秽、开窍醒神，郁金解郁清心、开窍醒神，石菖蒲化湿豁痰、开窍醒神。故答案应选ABCDE。

3. 石菖蒲具有的功效有
   A. 开窍　　　　　　B. 益智　　　　　C. 止痛
   D. 化湿　　　　　　E. 豁痰

   【正确答案】ABDE

   【易错答案】漏选或错选。

   【答案分析】本题测试石菖蒲的功效，是开窍豁痰，醒神益智，化湿开胃，故答案应选ABDE。

（三）简答题

1. 简述开窍药的主治病证有哪些？应用开窍药应注意什么？

   【正确答案】开窍药主治病证有：温病热陷心包、痰浊蒙蔽清窍之神昏谵语，以及惊风、癫痫、中风等卒然昏厥、痉挛抽搐等。

   开窍药辛香走窜，为救急、治标之品，且能耗伤正气，故只宜暂服，不可久用。本类药物性质辛香，其有效成分易于挥发，内服多不宜入煎剂，只入丸剂、散剂服用。

   【易错答案】错把脱证当做开窍药的主治病证。

   【答案分析】开窍药的主治病证为闭证神昏，邪气蒙闭心神，如热陷心包、痰迷心窍等证。其使用注意有二：一是不可久服；二是不入煎剂。

2. 比较麝香与冰片功效、主治病证的共同点和不同点。

   【正确答案】麝香与冰片均有开窍醒神功效，可用治热病神昏、中风痰厥等闭证。麝香开窍力强而冰片力逊，麝香为温开之品，冰片为凉开之剂，常相须为用。二者均可消肿止痛，生肌敛疮，外用治疮疡肿毒。但冰片性偏寒凉，以清热泻火止痛见长，善治口齿、咽喉、耳目之疾，外用有清热止痛、防腐止痒、明目退翳之功。麝香性温辛散，多以活血消肿止痛为用，善治疮疡、瘰疬痰核。又有活血通经、止痛功效，主治血瘀经闭，心腹暴痛，跌打损伤，风寒湿痹等证。二者均入丸散使用，不入煎剂。

【易错答案】对二者功效的异同把握不准确。

【答案分析】麝香与冰片均能开窍醒神，用治闭证神昏。麝香开窍力强，可用于各种原因所致闭证神昏，无论寒闭、热闭，用之皆效。冰片性偏寒凉，为凉开之品，更宜用于热病神昏。麝香功能活血通经，用治血瘀经闭所致癥瘕、心腹暴痛、跌打损伤等。麝香辛香行散，有良好的活血散结，消肿止痛作用，用治疮疡肿毒，瘰疬痰核。冰片苦寒，有清热止痛、泻火解毒、明目消肿作用，治疗目赤肿痛、疮疡肿痛。

第二十四章 补虚药

概述

◎ 重点 ◎

补虚药的使用注意事项

第一节 补气药

◎ 重点 ◎

1. 下列药物的性能、功效与应用

人参、黄芪、白术、甘草

2. 下列药物的功效、主治病证

党参、西洋参、山药

3. 下列药物的功效

太子参、白扁豆、大枣

4. 下列药物的用法用量

人参、黄芪、白术、甘草

5. 下列药物的使用注意

人参、党参、白术、甘草

6. 人参与党参、人参与黄芪、苍术与白术相似药物功效、主治病证的共同点与不同点

◎ 难点 ◎

1. 下列药物的性能、功效与应用

人参、黄芪、白术、甘草

2. 下列药物的功效、主治病证

党参、西洋参、山药

3. 人参与党参、人参与黄芪、苍术与白术相似药物功效、主治病证的共同点与不同点

常见试题

(一) 单选题

1. 患者因重病所致气虚欲脱，气息微弱，汗出不止，肢冷脉微，治疗宜首选的药物是
   A. 太子参　　　　　　　B. 人参　　　　　　　C. 党参
   D. 山药　　　　　　　　E. 黄芪

   【正确答案】B

   【易错答案】C

   【答案分析】人参功能大补元气以益气救脱，故选 B 项人参。党参可以代替人参，治疗肺脾气虚证，但不治元气虚脱，是常见的错误选项。

2. 患者心气虚，心悸怔忡，失眠多梦，脉虚，治疗宜选用的药物是
   A. 黄芪　　　　　　　　B. 甘草　　　　　　　C. 党参
   D. 白术　　　　　　　　E. 人参

   【正确答案】E

   【易错答案】B、C

   【答案分析】人参功能补心气以安心神，用治心气虚，心悸、失眠多梦证，故答案是 E 项。党参无补心气作用，不能用治心气虚证。甘草虽能补心气，但无安神作用，是常见的错误选项。

3. 患者心气虚，心动悸，脉结代，治疗宜首选的药物是
   A. 黄芪　　　　　　　　B. 甘草　　　　　　　C. 党参
   D. 白术　　　　　　　　E. 人参

   【正确答案】B

   【易错答案】E

   【答案分析】补气药中，功能补心气的药物，有人参和甘草。甘草补心气以复心脉，用治心动悸，脉结代，故本题选 B 项。本题题干的关健词是心气虚证，与上题相似，混淆人参与甘草的功效与应用，常误选 E 项。

4. 西洋参具有的功效是
   A. 补脾肺气，补血生津　　B. 健脾补中，升阳举陷　　C. 大补元气，补脾益肺
   D. 健脾益气，燥湿利水　　E. 补气养阴，清热生津

   【正确答案】E

   【易错答案】A、D

   【答案分析】本题测试西洋参的功效，气阴双补，性寒清热。故答案是 E 项。

5. 功能补气，托疮毒的药物是
   A. 人参　　　　　　　　B. 鹿茸　　　　　　　C. 黄芪

D. 甘草 　　　　　　　　E. 白术

【正确答案】C

【易错答案】B、D

【答案分析】黄芪功能补气而托毒生肌，故答案是C项。鹿茸亦能托疮毒，但功能补肾阳，是常见的错误选项。甘草功能补气而清热解毒，也是出题设计的陷阱。

6. 患者因卫气不固，表虚自汗，易感风邪，治疗宜选用的药物是

A. 人参　　　　　　　B. 太子参　　　　　　　C. 党参

D. 白芍　　　　　　　E. 黄芪

【正确答案】E

【易错答案】A

【答案分析】黄芪不但功能补气益卫，而且能够固表止汗，故应选择E项黄芪。人参、太子参、党参均可补气，但无固表止汗功效。

7. 患者暑湿泄泻，胸闷腹胀，纳呆食少，苔白腻，治疗宜选用的药物是

A. 太子参　　　　　　B. 山药　　　　　　　　C. 白扁豆

D. 黄芪　　　　　　　E. 党参

【正确答案】C

【易错答案】B、E

【答案分析】白扁豆功能补脾和中，化湿，可用治暑湿泄泻，故答案是C项。其他药物均有补脾气作用，但无化湿之功，故不宜选择。

8. 患者血虚脏躁，精神恍惚，心中烦乱，失眠多梦，治疗宜首选的药物是

A. 大枣　　　　　　　B. 山药　　　　　　　　C. 白术

D. 人参　　　　　　　E. 党参

【正确答案】A

【易错答案】E

【答案分析】脏躁为血虚而心神不宁之证，大枣可养心血安心神，故为正确选项。人参、白术、山药无补心血作用，党参虽能补血，但无安神作用，常常误选此项。

9. 功能调和药性的药物是

A. 白扁豆　　　　　　B. 人参　　　　　　　　C. 党参

D. 黄芪　　　　　　　E. 甘草

【正确答案】E

【易错答案】B、D

【答案分析】"甘能和"，药味甘甜的药物能调和药性，如甘草、大枣等，故答案是E项。

10. 患者气阴两伤，神疲乏力，气短息促，汗出不止，心烦口渴，尿短赤涩，大便干结，脉细数无力，治疗宜选用的药物是

A. 人参　　　　　　　　B. 党参　　　　　　　　C. 西洋参
D. 黄芪　　　　　　　　E. 玄参

【正确答案】C

【易错答案】A、B

【答案分析】西洋参功能益气养阴，故选择C项西洋参。人参、党参、黄芪功能补气而无补阴功效，玄参滋阴而无补气功效，因此均不是正确选项。

11. 山药的归经是

A. 肺、脾、肾经　　　　B. 肺、膀胱经　　　　C. 脾、胃经
D. 心、脾、肾经　　　　E. 心、肝、肾经

【正确答案】A

【易错答案】D、E

【答案分析】本题测试山药的归经，可结合山药的功效进行记忆，气阴双补，肺脾肾三脏同补，兼有涩性。故答案是A项。

（二）多选题

1. 人参具有的功效有哪些

A. 补气　　　　　　　　B. 补血　　　　　　　　C. 补阴
D. 生津　　　　　　　　E. 安神

【正确答案】ABDE

【易错答案】漏选或错选。

【答案分析】人参的功效是大补元气、补脾益肺、生津养血、安神增智，不具有补阴功效，故答案为ABDE。

2. 人参的主治病证有哪些

A. 心气虚失眠　　　　　B. 气虚津伤口渴　　　　C. 肺虚喘促
D. 脾虚倦怠乏力　　　　E. 气血亏虚

【正确答案】ABCDE

【易错答案】漏选一项或多项。

【答案分析】人参有补气与生津作用，气津两伤口渴者颇为常用。人参补气，可用治肺脾心肾气虚证。人参补脾益肺，可以主治肺虚喘促、脾虚倦怠诸证。人参补气养血之功，用治气血亏虚。故本题的正确答案是ABCDE。

3. 白术的主治病证有哪些

A. 脾虚痰饮　　　　　　B. 脾虚泄泻　　　　　　C. 脾虚带下
D. 肺虚咳喘　　　　　　E. 脾虚胎动不安

【正确答案】ABCE

【易错答案】错选D项或漏选。

【答案分析】白术补气，主归脾胃经，以健脾、燥湿为主要作用，用治脾虚诸证，如脾虚泄泻、脾虚痰饮、脾虚带下、脾虚胎动不安等，均可用治。白术药性温燥，一般不治肺虚咳喘证，与肺虚自汗证混淆，常常误选 D 项。

4. 白术与苍术均具有的功效是

A. 健脾 B. 利水 C. 燥湿
D. 止汗 E. 祛风湿

【正确答案】AC

【易错答案】错选 B、E 项。

【答案分析】白术的功效是健脾益气，燥湿利水，止汗，安胎；苍术的功效是燥湿健脾，发散风寒。二者相同的功效是燥湿与健脾，故本题的正确答案是 A 项和 C 项。

5. 黄芪具有的功效有哪些

A. 生津养血 B. 补气升阳 C. 止汗固表
D. 补气养阴 E. 托毒生肌

【正确答案】ABCE

【易错答案】错选 D 项或漏选。

【答案分析】黄芪补气善于升阳举陷，又能固表止汗，托毒生肌，故答案是 ABCE。黄芪没有养阴功效，常误选 D 项。

6. 甘草可用治下列哪些病证

A. 津伤口渴 B. 湿盛水肿 C. 热毒疮疡
D. 脘腹挛急疼痛 E. 咳喘

【正确答案】CDE

【易错答案】错选 A、B 项或漏选。

【答案分析】甘草功能祛痰止咳，用治咳喘。功能缓急止痛，用治脘腹挛急疼痛。生者能清热解毒，用治热毒疮疡，这是甘草功效的难点，易于遗忘。甘草补脾益气，无生津作用，常错选 A 项津伤口渴，甘草有助湿壅气之弊，湿盛水肿者不宜用。

7. 黄芪的主治病证有哪些

A. 血虚萎黄 B. 脾虚食少 C. 肺虚咳喘
D. 气虚自汗证 E. 疮疡难溃难腐

【正确答案】ABCDE

【易错答案】漏选一项或多项。

【答案分析】黄芪功能补气，入脾、肺经，用治脾肺气虚证，又能固表止汗，用治气虚自汗，又能托毒生肌，用治疮疡难溃难腐。黄芪又能补气养血，用治血虚萎黄。用治疮疡的药物大多有清热解毒作用，黄芪无清热解毒作用，却能补气托疮毒，常漏选 E 项

8. 白术具有的功效是哪些

A. 健脾益气　　　B. 止汗　　　C. 燥湿
D. 安胎　　　　　E. 利水

【正确答案】ABCDE

【易错答案】漏选一项或多项。

【答案分析】白术补气,以健脾、燥湿为主要作用,被前人誉之为"脾脏补气健脾第一要药"。亦能固表止汗,益气安胎。白术安胎与止汗的功效,是记忆的难点,常常漏选。

9.党参与人参功效相似,常常用作人参的替代品,下列哪些病证党参可代替人参使用

A. 心气虚失眠　　　B. 气虚津伤口渴　　　C. 肺虚喘促
D. 脾虚倦怠乏力　　E. 气血亏虚

【正确答案】BCDE

【易错答案】漏选一项或错选A项。

【答案分析】党参与人参均有补益脾肺、益气生津、益气生血之功,均可用于脾气虚、肺气虚、津伤口渴、消渴、血虚及气虚邪实之证。故本题的正确答案是BCDE。但党参不具有补心气,安心神之功,故不用治心气虚失眠。党参也没有益气固脱之功,故元气虚脱证也不用党参。

(三) 简答题

1.使用补虚药的注意事项有哪些?

【正确答案】使用补虚药要注意:①要防止不当补而误补。邪实而正不虚者,误用补虚药有"益疾"之弊。不正当的依赖补虚药强身健体,可能破坏机体阴阳之间的相对平衡,导致新的病理变化。②应避免当补而补之不当。如不分气血,不别阴阳,不辨脏腑,不明寒热,盲目使用补虚药,可能导致不良后果。如阴虚有热者误用温热的补阳药,会助热伤阴;阳虚有寒者误用寒凉的补阴药,会助寒伤阳。③补虚药用于扶正祛邪,不仅要分清主次,处理好祛邪与扶正的关系,而且应避免使用可能妨碍祛邪的补虚药,使祛邪而不伤正,补虚而不留邪。④应注意补而兼行,使补而不滞。部分补虚药药性滋腻,过用或用于脾运不健者可能妨碍脾胃运化,可适当配伍健脾消食药顾护脾胃,同时,补气还应辅以行气,补血还应辅以行血。⑤补虚药如作汤剂,一般宜适当久煎,使药味尽出。虚弱证一般病程较长,补虚药宜采用蜜丸、煎膏(膏滋)、口服液等便于保存、服用,并可增效的剂型。

【易错答案】有关的五个使用注意回答不全面,①③④是常遗漏的要点。

【答案分析】一是不能滥用补虚药,补虚药不适用于所有的疾病,正气亏虚者才可使用。二是使用补虚药时,应区别气虚与血虚、阴虚与阳虚的不同,选取合适的药物。三是对于正虚邪实证,处理好扶正与祛邪的关系。四是注意补而不滞。五是注意久煎。

2.结合人参的功效,说明该药的临床应用是什么?

【正确答案】人参具有大补元气,复脉固脱,补脾益肺,生津养血,安神益智等功效。临床上可用于以下诸证:

①人参具有大补元气，复脉固脱之功。用于体虚欲脱，肢冷脉微的重危证候。②人参具有补益肺气之功。用于肺气亏虚之短气喘促，懒言声微等。③人参具有补益脾气之功。用于脾气亏虚之倦怠乏力，食少便溏；脾虚不摄之长期出血；脾气虚衰，气血两虚之食欲不振，大便溏薄，体倦神疲，面色萎黄等。④人参具有补益心气、安神益智之功。用于心气虚衰之心悸怔忡，胸闷气短，失眠多梦，健忘，脉虚等。⑤人参具有补益肾气之功。用于肾虚气喘以及肾虚阳痿等。⑥人参具有生津之功。用于热病气津两伤，口渴，脉大无力等以及消渴证之口渴。⑦人参具有养血作用。用治气血亏虚，久病虚羸。

【易错答案】对人参的功效、主治病证的论述不全面。

【答案分析】人参功能大补元气，挽救亡脱，是人参独有的功效。人参能补一身之气，即能补肺心脾肾诸脏之气，用治肺心脾肾之气虚证。人参功能补气又能生津养血，可根据此要点，一一展开论述。

3. 结合黄芪的功效，说明该药的临床应用是什么？

【正确答案】黄芪具有补气升阳，益卫固表，利水消肿，生津养血，行滞通痹，托毒排脓，敛疮生肌等功效。临床上可用于以下诸证：

①黄芪具有补气升阳之功。可用于脾气虚弱，倦怠乏力，食少便溏等证。长于升阳举陷，尤宜用于脾虚中气下陷之久泻脱肛，内脏下垂。兼能利水消肿，多用于脾虚水湿失运，浮肿尿少之气虚水肿。黄芪又能补气生血，故血虚证亦常用之。能补气摄血，临床上亦用于脾虚不能统血之失血证。②黄芪具有补益肺气之功。用于肺气虚弱，咳喘日久，气短神疲等。③黄芪具有补脾肺之气，益卫固表以止汗。可用于脾肺气虚，卫气不固，表虚自汗等。④黄芪具有补气生津作用。用于气虚津亏，内热消渴者。⑤黄芪具有补气生血作用。用于血虚萎黄及气血两虚证。⑥黄芪补气以行滞通痹。可用于气虚血滞，半身不遂，痹痛麻木者。⑦黄芪具有补气，托毒生肌、敛疮生肌之功。可用于气血亏虚，痈疽难溃，久溃不敛者。

【易错答案】对黄芪的功效与主治病证论述不全面。

【答案分析】黄芪功能补气，主入脾肺经，用治肺气虚证和脾气虚证。能升阳举陷，用治气陷内脏下垂。能生津补血，用治血虚津亏证。能行滞通痹，用治肢体痹痛麻木。能托毒生肌，用治疮疡肿毒，这些都是黄芪较难记忆的知识点。

4. 结合甘草的功效，说明该药的临床应用是什么？

【正确答案】甘草具有补脾益气，清热解毒，祛痰止咳，缓急止痛，调和诸药等功效。临床上可用于以下诸证：

①甘草具有补益心气，益气复脉之功。临床上最宜用于心气不足所致的脉结代、心动悸者。②甘草具有补益脾气之功。可用于脾气虚弱，倦怠乏力等。③甘草具有清热解毒之功。生用可用于热毒疮疡，热毒咽喉肿痛等。对于附子等多种药物和食物所致中毒，有辅助解毒救急之效。④甘草具有祛痰止咳之功。可用于多种咳喘之证，不论寒热虚实，有痰无痰，均可配伍相应的药物使用。⑤甘草具有缓急止痛之功。可用于脾虚肝旺之脘腹挛急疼痛或阴血不足之四肢挛急

疼痛。⑥甘草具有调和药性之功。可缓解附子、大黄等的毒烈之性；因其甜味浓，还可矫正药物的滋味。

【易错答案】对甘草的功效与主治论述不全面。

【答案分析】甘草功能补心气，复心脉，用治心气不足所致的脉结代、心动悸。甘草功能祛痰止咳，用治咳喘。生用又能清热解毒，用治疮痈肿毒。这些都是甘草功效与主治的难点，常常遗漏。

第二节 补阳药

◎ 重点 ◎

1. 下列药物的性能、功效与应用

鹿茸、淫羊藿、杜仲、续断、补骨脂、菟丝子

2. 下列药物的功效、主治病证

紫河车、巴戟天、冬虫夏草

3. 下列药物的功效

肉苁蓉、益智仁、沙苑子、蛤蚧

4. 下列药物的用法用量

鹿茸

5. 下列药物的使用注意

鹿茸

6. 杜仲与续断、补骨脂与益智仁相似药物功效、主治病证的共同点与不同点

◎ 难点 ◎

1. 下列药物的性能、功效与应用

鹿茸、淫羊藿、杜仲、续断、补骨脂、菟丝子

2. 下列药物的功效、主治病证

紫河车、巴戟天、冬虫夏草

常见试题

(一) 单选题

1. 功能补肾阳，托疮毒的药物是

A. 当归 B. 黄芪 C. 鹿茸
D. 连翘 E. 穿山甲

【正确答案】C

【易错答案】B

【答案分析】本题测试鹿茸的功效，功能补肾阳，托疮毒，故答案是C项。黄芪功能补气以托疮毒，与鹿茸此功效相似，因而常常混淆。

2. 淫羊藿具有的功效是

　　A. 补肾壮阳，纳气平喘　　　B. 补肾壮阳，祛风除湿　　　C. 补益肝肾，固精缩尿

　　D. 补益肝肾，聪耳明目　　　E. 补肾壮阳，润肠通便

【正确答案】B

【易错答案】C

【答案分析】本题测试淫羊藿的功效，功能补肾壮阳，祛风除湿，故选B项。

3. 杜仲具有的功效是

　　A. 补肾壮阳，疗伤续断　　　B. 补肾壮阳，祛风除湿　　　C. 补肾壮阳，固精缩尿

　　D. 补益肝肾，温脾止泻　　　E. 补益肝肾，强壮筋骨

【正确答案】E

【易错答案】A

【答案分析】本题测试杜仲的功效，功能补益肝肾，强壮筋骨，故选E项。续断的功效是A项补肾壮阳，疗伤续断，混淆杜仲与续断的功效常误选A项。

4. 续断能治而杜仲不治的病证是

　　A. 胎动不安　　　B. 肾虚腰痛　　　C. 筋伤骨折

　　D. 风湿久痹　　　E. 肾虚阳痿

【正确答案】C

【易错答案】A、D

【答案分析】两药均能补肝肾，强筋骨，安胎。续断兼能疗伤续折，故答案应选择C项。

5. 具有温补肾阳，温脾摄唾功效的药物是

　　A. 炮姜　　　B. 附子　　　C. 肉豆蔻

　　D. 佩兰　　　E. 益智仁

【正确答案】E

【易错答案】B、D

【答案分析】本题测试益智仁的功效特点，开胃摄唾是益智仁独有的功效，故答案是E项。益智仁用于脾肾阳虚，统摄无权而见涎唾自流。佩兰所治之症，为湿浊中阻多涎而见口甘。

6. 肉苁蓉具有的功效是

　　A. 补肾助阳，祛风除湿　　　B. 补肾助阳，润肠通便　　　C. 补肾温肺，纳气平喘

　　D. 补肾助阳，固精缩尿　　　E. 滋补肝肾，强壮筋骨

【正确答案】B

【易错答案】C、D

【答案分析】本题测试肉苁蓉的功效，功能温补肾阳，质润入大肠，可润肠通便。

7. 核桃仁具有的功效是
   A. 补脾益气，润肠通便　　　B. 补肾助阳，润肠通便　　　C. 补肾温肺，润肠通便
   D. 补血养阴，润肠通便　　　E. 滋补肝肾，润肠通便

【正确答案】C

【易错答案】B、E

【答案分析】核桃仁富含油脂，功能润肠通便，本题的关键在于掌握核桃仁长于补肺肾、定喘咳，故答案是C项。补肾温肺比补肾助阳更为准确描述核桃仁的功效，B项常是出题设计的陷阱。

8. 沙苑子具有的功效是
   A. 补肾固精，养肝明目　　　B. 温肾助阳，散寒止痛　　　C. 补肺益肾，纳气平喘
   D. 补肾助阳，润肠通便　　　E. 滋补肝肾，强壮筋骨

【正确答案】A

【易错答案】D

【答案分析】本题测试沙苑子的功效，补肾固精，养肝明目，故答案是A项。

9. 冬虫夏草具有的功效
   A. 滋补肝肾，强壮筋骨　　　B. 补肾助阳，固精缩尿　　　C. 补肾助阳，祛风除湿
   D. 补肾固精，养肝明目　　　E. 补肾益肺，止血化痰

【正确答案】E

【易错答案】B、D

【答案分析】本题测试冬虫夏草的功效，为平补肺肾之佳品，补肾益肺，止血化痰，尤为劳嗽痰血多用。故答案是E项。

10. 紫河车具有的功效是
    A. 补肾壮阳，祛风除湿　　　B. 滋补肝肾，强壮筋骨　　　C. 补肾益精，养血益气
    D. 补肾固精，润肠通便　　　E. 补肾助阳，固精缩尿

【正确答案】C

【易错答案】B、E

【答案分析】本题测试紫河车的功效，补肾阳，益精血，故答案是C项。

（二）多选题

1. 鹿茸可用于治疗下列哪些病证
   A. 阳痿早泄　　　B. 脾虚泄泻　　　C. 肾虚骨弱
   D. 肺虚咳喘　　　E. 阴疽内陷

【正确答案】ACE

【易错答案】误选B项或漏选E项。

【答案分析】鹿茸功能补肾阳，益精血，强筋骨，托疮毒。故可用治阳虚早泄，肾虚骨弱，阴疽内陷。故答案是ACE。而脾虚泄泻，肺虚作喘不属于鹿茸治证范围。

2. 续断具有的功效有哪些

　　A. 疗伤续折　　　　　B. 补益肝肾　　　　　C. 固精缩尿
　　D. 止崩漏　　　　　　E. 强筋骨

【正确答案】ABDE

【易错答案】漏选或错选。

【答案分析】本题测试续断的功效，补肝肾，强筋骨，止崩漏，联系续断的药名，可记忆其疗伤续断的功效。

3. 菟丝子可用于治疗哪些病证

　　A. 遗尿尿频　　　　　B. 目暗不明　　　　　C. 胎动不安
　　D. 脾肾虚泻　　　　　E. 肺虚咳喘

【正确答案】ABCD

【易错答案】错选E项或漏选。

【答案分析】菟丝子功能补益肝肾以治遗尿尿频，养肝明目以治目暗不明，温脾止泻以治肾虚久泻，补肝肾安胎以治胎动不安，故答案是ABCD。菟丝子没有补肺平喘作用，不治肺虚咳喘。

4. 补骨脂具有的功效有哪些

　　A. 温肾助阳　　　　　B. 固精缩尿　　　　　C. 纳气平喘
　　D. 温脾止泻　　　　　E. 养肝明目

【正确答案】ABCD

【易错答案】漏选或错选。

【答案分析】补骨脂的功效是补肾壮阳，固精缩尿，温脾止泻，纳气平喘，故应选择ABCD。纳气平喘是其功效的难点，常常漏选。

5. 续断可用治下列哪些病证

　　A. 肾虚久泻　　　　　B. 筋伤骨折　　　　　C. 崩漏下血
　　D. 胎动不安　　　　　E. 寒湿痹痛

【正确答案】BCDE

【易错答案】错选A项或漏选。

【答案分析】续断功能补肝肾，止崩漏以治崩漏下血，强筋骨以治寒湿痹痛，安胎以治胎动不安，疗伤续折以治筋伤骨折。故答案是BCDE。续断无温补脾肾作用，不用治脾肾阳虚，久泻久痢，常错选A项。

6. 菟丝子具有的功效有哪些

　　A. 温脾止泻　　　　　B. 补心安神　　　　　C. 安胎
　　D. 补肾固精　　　　　E. 养肝明目

【正确答案】ACDE

【易错答案】漏选 C 项或错选。

【答案分析】本题测试菟丝子的功效，补肾固精，养肝明目，温脾止泻，又能补肝肾安胎，故答案是 ACDE。其中，安胎是其记忆的难点，时常漏选。

7. 补骨脂可用治下列哪些病证
   A. 肾虚作喘   B. 遗尿尿频   C. 目暗不明
   D. 五更泄泻   E. 肾虚阳痿

【正确答案】ABDE

【易错答案】漏选或错选 C 项。

【答案分析】补骨脂功能补肾助阳，纳气平喘以治肾虚作喘，固精缩尿以治遗尿尿频，温脾止泻以治五更泄泻。其中，纳气平喘以治肾虚喘咳是其记忆的难点，常常漏选。补骨脂没有养肝明目的作用，不治目暗不明，易于错选 C 项。

8. 患者肾虚喘咳，痰少气促，脉弱，治疗宜选用的药物有哪些
   A. 蛤蚧   B. 核桃仁   C. 磁石
   D. 沉香   E. 冬虫夏草

【正确答案】ABCDE

【易错答案】漏选一项或多项。

【答案分析】本题意在使考生归纳用治肾虚喘咳的药物。蛤蚧、核桃仁、冬虫夏草均能温补肺肾，用于肾虚喘咳。磁石、沉香虽无补益之功，但均质重沉降，纳气平喘，亦可用于肾虚喘咳证。磁石、沉香是本题的难点，常常漏选。

9. 功能补肾阳，强筋骨的药物有哪些
   A. 鹿茸   B. 淫羊藿   C. 杜仲
   D. 桑寄生   E. 狗脊

【正确答案】ABCDE

【易错答案】漏选一项或多项。

【答案分析】本题意在测试考生的归纳总结能力。补肾阳药物中的鹿茸、淫羊藿、巴戟天、杜仲、续断均能补肾阳，强筋骨，易于遗漏的药物是 A 项鹿茸。祛风湿药物中也有一些药物功能补肾阳，强筋骨，五加皮、桑寄生、狗脊，常常被忽视。E 项狗脊是记忆的难点。

（三）简答题

1. 简述鹿茸的功效与主治病证。

【正确答案】鹿茸功能补肾阳，益精血，强筋骨，调冲任，托疮毒。故可用治肾阳虚衰、精血不足；肾虚腰脊冷痛，筋骨痿软；冲任虚寒，崩漏带下及疮疡不敛阴疽内陷诸证。

【易错答案】对鹿茸的功效与应用描述不全面。

【答案分析】鹿茸是阴阳双补之品，既能补肾阳，又能益精血，用治肾阳虚衰，精血不足证。

肝主筋，肾主骨，又能强筋骨，用治肾虚骨弱，筋骨痿软。又能固冲任，用治妇女冲任虚寒，崩漏带下。又能温补内托，用治疮疡久溃不敛，阴疽疮肿内陷不起。

2. 比较补骨脂与益智仁功效与主治的异同点。

【正确答案】补骨脂与益智仁味辛性温热，归脾肾经，均能补肾助阳，固精缩尿，温脾止泻，都用治肾阳不足之遗精滑精、遗尿尿频，以及脾肾阳虚之泄泻不止，二者常相须为用。补骨脂偏入肾，补肾壮阳力强，多用治肾阳不足、命门火衰的腰膝冷痛等。又能纳气平喘，用于肾不纳气之虚喘。益智仁偏入脾，长于温脾开胃摄唾，用于中气虚寒，食少多唾，小儿流涎不止。

【易错答案】不能掌握补骨脂与益智仁的差异。

【答案分析】补骨脂与益智仁均能补肾助阳，固精缩尿，温脾。补骨脂偏于温脾止泻，益智仁偏于温脾摄唾。

3. 比较杜仲与续断的功效与主治证的相同点与不同点。

【正确答案】杜仲与续断均味甘性温，归肝肾经，皆能补肝肾、强筋骨、安胎，治肝肾亏虚之腰膝酸痛、筋骨软弱，肝肾不足之胎漏、胎动不安。杜仲性温，补肾力较强，兼暖下元，用治肾阳虚衰之阳痿遗精、尿频遗尿。续断苦辛微温，补力较弱，且补而不滞，又能行血脉而疗伤续折，善治风湿痹痛、跌打骨折及痈肿疮毒。

【易错答案】不能明确指出杜仲与续断的异同。

【答案分析】杜仲与续断皆能补肝肾、强筋骨、安胎，用治肝肾亏虚之筋骨软弱、胎动不安。续断又能止崩漏以治崩漏下血，又能续折伤以治骨折筋伤。

第三节　补血药

◎ **重点** ◎

1. 下列药物的性能、功效与应用

当归、熟地黄、白芍、阿胶

2. 下列药物的功效、主治病证

何首乌、龙眼肉

3. 下列药物的用法用量

当归、阿胶

4. 下列药物的使用注意

当归、熟地黄、阿胶

5. 生地黄与熟地黄、白芍与赤芍相似药物性能功效、主治病证的共同点与不同点

◎ **难点** ◎

1. 下列药物的性能、功效与应用

当归、熟地黄、白芍、阿胶

2.下列药物的功效、主治病证

何首乌、龙眼肉

常见试题

(一)单选题

1.既能补血,又能活血,润肠的药物是

A.鸡血藤 B.何首乌 C.当归
D.阿胶 E.丹参

【正确答案】C

【易错答案】A、E

【答案分析】本题测试当归的功效,补血,活血,润肠通便。鸡血藤功能补血,活血,舒筋活络。丹参功能活血,凉血,养血。与当归的功效相似,常常误选A、E项。

2.熟地黄具有的功效是

A.补血养阴,填精益髓 B.养血敛阴,柔肝止痛 C.补血养阴,滋阴润肺
D.养血滋肾,清肝明目 E.补益心脾,养血安神

【正确答案】A

【易错答案】D

【答案分析】熟地黄功能滋补肾阴以养血,填精益髓以补虚,故答案是A项。

3.酒制活血通经的药物是

A.熟地黄 B.当归 C.白芍
D.阿胶 E.何首乌

【正确答案】B

【易错答案】D

【答案分析】当归本身即有活血作用,酒制后活血作用增强,故答案是B项。

4.生用解毒通便,制用补血生精的药物是

A.熟地黄 B.当归 C.黄精
D.何首乌 E.阿胶

【正确答案】D

【易错答案】A

【答案分析】本题测试何首乌的功效特点,制用后具有补血生精的功效,而生用功能解毒通便,故答案是D项。熟地黄具有补血生精的功效,但无解毒通便的作用,常常误选A项。

5.既能补血,又能止血的药物是

A. 当归 B. 三七 C. 小蓟
D. 大蓟 E. 阿胶

【正确答案】E

【易错答案】A

【答案分析】本题测试阿胶的功效，既能补血又能止血，故答案应选择E项阿胶。当归能补血，但无止血作用。小蓟、大蓟、三七功能止血，而无补血作用。

6. 阿胶的用法是

A. 先煎 B. 后下 C. 烊化
D. 另煎 E. 包煎

【正确答案】C

【易错答案】D

【答案分析】阿胶是胶类，入汤剂宜烊化，故答案是C项。混淆另煎的概念，常误选D项。

7. 龙眼肉的功效

A. 补血养阴，填精益髓 B. 养血敛阴，柔肝止痛 C. 补血养阴，滋阴润肺
D. 补益心脾，养血安神 E. 养血滋肾，清肝明目

【正确答案】D

【易错答案】E

【答案分析】本题测试龙眼肉的功效，补益心脾，养血安神，故答案是D项。

（二）多选题

1. 当归可用治下列哪些病证

A. 月经不调 B. 痈疽疮疡 C. 阴虚发热
D. 跌打损伤 E. 肠燥便秘

【正确答案】ABDE

【易错答案】漏选B、E项。

【答案分析】当归功能补血、活血止痛、润肠通便。可用于治疗血虚血瘀之月经不调，痈疽疮疡，跌打损伤，及肠燥便秘，却无清虚热的作用。其中，润肠通便是功效的难点，常常漏选E项。用治痈疽疮疡的药物，大多具有清热解毒作用，当归无解毒作用，常配伍清热解毒药，活血消肿止痛以治疮疡，B项是本题的难点。

2. 白芍具有的功效有哪些

A. 润肠通便 B. 养血敛阴 C. 平抑肝阳
D. 柔肝止痛 E. 养血安神

【正确答案】BCD

【易错答案】漏选C、D。

【答案分析】本题测试白芍的功效，养血敛阴，柔肝止痛，平抑肝阳，故答案是BCD。其中，

柔肝止痛，平抑肝阳是白芍功效的难点。

3. 熟地黄的主治病证有哪些

   A. 骨蒸潮热　　　　B. 须发早白　　　　C. 遗精盗汗
   D. 血虚萎黄　　　　E. 内热消渴

【正确答案】ABCDE

【易错答案】漏选一项或多项。

【答案分析】熟地黄功能补血，用治血虚诸证，如萎黄、眩晕。又能滋补肾阴，填精益髓，为补肾阴之要药，用治肝肾阴虚之遗精盗汗，阴虚骨蒸潮热，精血亏虚须发早白，精血亏虚之须发早白，故答案是ABCDE。不能理解熟地黄适用于肝肾阴虚诸证，常漏选B、C、E项。

4. 阿胶的主治病证有哪些

   A. 阴虚风动　　　　B. 肺燥咳嗽　　　　C. 肝阳上亢
   D. 心烦失眠　　　　E. 吐血尿血

【正确答案】ABDE

【易错答案】漏选A、D项或错选。

【答案分析】阿胶质黏，为止血要药，用治出血证。功能滋阴润肺，用治肺阴虚燥咳。又能养阴以滋肾水，治疗热病伤阴，心烦不得眠，又治温病后期，阴虚风动。故答案是ABDE。

5. 白芍的主治病证有哪些

   A. 肝血亏虚　　　　B. 血瘀经闭　　　　C. 头痛眩晕
   D. 血热出血　　　　E. 胸胁脘腹疼痛

【正确答案】ACE

【易错答案】错选或漏选E项。

【答案分析】白芍味酸，收敛肝阴以养血，故治肝血亏虚证。养血柔肝而止痛，故治胸胁脘腹疼痛。又能养血敛阴而平抑肝阳，故治肝阳上亢之头痛眩晕。故答案是ACE。白芍无活血作用，不治血瘀经闭，无凉血作用，不治血热出血，常常误选B、D项。

（三）简答题

1. 试述当归的药性特点、功效及主治病证。

【正确答案】当归甘、辛，性温，归肝、心、脾经。辛行温通，入心肝血分，既能补血又能活血止痛，故为血中之圣药，尤为妇科调经之佳品，凡血虚、血瘀诸证皆可应用。当归甘温质润，入心肝血分而补血，可用于各种血虚证。当归辛行温通，入血分而活血止痛，可用于各种血瘀疼痛证，如跌打损伤、风寒湿痹、虚寒腹痛及痈疽疮疡等。当归既能补血又能活血止痛，故为调经之佳品，凡月经病属血虚、血瘀或兼疼痛者皆可应用。当归补血而润肠通便，可用于血虚肠燥便秘。

【易错答案】对当归的功效及主治病证论述不全面，常遗漏润肠通便的功效。

【答案分析】总结当归的功效是补血，活血，润肠通便，用治血虚证，血瘀证和肠燥便秘证。

当归补血兼能活血,补而不滞,因而善治血虚兼血瘀证。又能养血以润肠通便,用治血虚肠燥便秘。

2. 比较生地黄与熟地黄功效与主治证的共同点和不同点。

【正确答案】生地黄与熟地黄均有养阴之功,用治阴虚诸证。生地黄甘寒质润,善于清热凉血又能生津,故治血热阴伤及阴虚发热者宜之。熟地黄性味甘温,入肝肾而功专养血滋阴,填精益髓,凡真阴不足,精髓亏虚者,皆可用之。

【易错答案】不能明确生地黄与熟地黄功效与主治的异同。

【答案分析】生地黄与熟地黄皆能养阴。但生地黄甘寒养阴又能生津,善能清热凉血。熟地黄甘温养血,又能填精益髓。

3. 比较赤芍与白芍功效的共同点和不同点。

【正确答案】白芍与赤芍《神农本草经》不分,通称芍药,唐末宋初,始将二者区分。二者虽同出一物而性微寒,但前人谓"白补赤泻,白收赤散",一语而道破二者的主要区别。在功效方面,白芍长于养血调经,敛阴止汗,平抑肝阳。赤芍则长于清热凉血,活血散瘀,清泄肝火。在应用方面,白芍主治血虚阴亏,肝阳偏亢诸证。赤芍主治血热、血瘀、肝火所致诸证。白芍、赤芍皆能止痛,均可用治疼痛的病证。但白芍长于养血柔肝,缓急止痛,主治肝阴不足,血虚肝旺,肝气不舒所致的胁肋疼痛、脘腹四肢拘挛作痛。赤芍长于活血祛瘀止痛,主治血滞诸痛证,因能清热凉血,故血热瘀滞所致疼痛尤为适宜。

【易错答案】不能准确指出二者功效的差异。

【答案分析】白芍是补血药,功能养肝血,敛肝阴以柔肝止痛,平抑肝阳。用治血虚证,胸胁脘腹疼痛或四肢挛急疼痛,肝阳上亢证。赤芍是清热药,功能凉血,又能活血。用治血热证和瘀血证。赤芍与白芍均能止痛,但赤芍性寒,善凉血活血而止痛,长于善治血热瘀血所致疼痛。白芍味酸,善敛阴柔肝而止痛,善治肝脾不和之胸胁脘腹疼痛或四肢挛急疼痛。

第四节 补阴药

◎ **重点** ◎

1. 下列药物的性能、功效与应用

北沙参、麦冬、龟甲、鳖甲

2. 下列药物的功效、主治病证

百合、玉竹、枸杞子、墨旱莲、女贞子

3. 下列药物的功效

南沙参、天冬、石斛、黄精

4. 下列药物的用法用量

女贞子、龟甲、鳖甲

5. 下列药物的使用注意

北沙参、南沙参、龟甲、鳖甲

6. 北沙参与南沙参、龟甲与鳖甲相似药物功效、主治病证的共同点与不同点

◎ **难点** ◎

1. 下列药物的性能、功效与应用

北沙参、麦冬、龟甲、鳖甲

2. 下列药物的功效、主治病证

百合、玉竹、枸杞子、墨旱莲、女贞子

3. 北沙参与南沙参、龟甲与鳖甲相似药物功效、主治病证的共同点与不同点

常见试题

（一）单选题

1. 主要用于治疗肺胃阴虚证的药物是

A. 北沙参　　　　　　B. 天冬　　　　　　C. 石斛

D. 墨旱莲　　　　　　E. 女贞子

【正确答案】A

【易错答案】B

【答案分析】对于补阴药物功效的学习，关键在于把握药物的归经，记住了药物的归经，也就记住了药物的适应证。用治肺胃阴虚证的药物，归于肺胃经，有北沙参、南沙参和玉竹，故A项北沙参为正确答案。

2. 患者阴虚有热，心烦，失眠，治疗宜选用的药物是

A. 南沙参　　　　　　B. 北沙参　　　　　　C. 石斛

D. 百合　　　　　　　E. 大枣

【正确答案】D

【易错答案】B、E

【答案分析】补阴药中归于心经，有百合与麦冬，用治心阴虚证，故D项是正确答案。大枣功能养血安神，用治血虚所致的心烦、失眠，故E项大枣是常见的错误选项，也是出题材设计的陷阱。

3. 患者肾阴亏虚，骨蒸潮热，口渴，治疗宜选用的药物是

A. 天冬　　　　　　　B. 麦冬　　　　　　　C. 百合

D. 南沙参　　　　　　E. 北沙参

【正确答案】A

【易错答案】B、D

【答案分析】备选药物中，只有天冬可归肾经，能滋肾阴，降虚火，故应选择 A 项天冬。

4. 既能益胃生津，又能滋肾降火的药物是
A. 百合 B. 麦冬 C. 北沙参
D. 南沙参 E. 石斛
【正确答案】E
【易错答案】A、D
【答案分析】从功效来看，益胃生津，滋肾降火，药物是归于胃、肾经，故正确答案是 E 项。百合、麦冬归于肺胃心经，南北沙参归于肺胃经，均不是正确答案。

5. 阴虚之体外感风温，治疗宜选用的药物是
A. 天冬 B. 石斛 C. 玉竹
D. 墨旱莲 E. 黄精
【正确答案】C
【易错答案】E
【答案分析】本题测试玉竹的功效特点，滋阴而不碍邪，较宜于素体阴虚而外感风温者，故 C 项玉竹为正确答案。

6. 既能补气，又能补阴的药物是
A. 玉竹 B. 黄精 C. 麦冬
D. 天冬 E. 百合
【正确答案】B
【易错答案】C
【答案分析】本题测试黄精的功效（与山药相似），气阴双补，肺脾肾三脏同补，故正确答案是 B 项。而其他备选药物均为补阴药，常常误选。

7. 患者精血不足，视力减退，目涩昏花，治疗宜选用的药物是
A. 枸杞子 B. 墨旱莲 C. 黄精
D. 玉竹 E. 百合
【正确答案】A
【易错答案】B
【答案分析】枸杞子和墨旱莲均能补肝肾，但枸杞子长于益精明目，故 A 项为正确选项。玉竹、百合、黄精不具有补肝肾、益精血作用，可首先排除。

8. 患者因阴虚血热的鼻衄，治疗宜选用的药物是
A. 枸杞子 B. 墨旱莲 C. 丹皮
D. 小蓟 E. 地榆
【正确答案】B
【易错答案】D、E

【答案分析】用治阴虚血热出血的药物，应有滋阴、凉血、止血的功效，备选答案中只有墨旱莲滋补肝肾兼有凉血止血的功效，故以B项为正确答案。小蓟、地榆是凉血止血药，无滋阴作用，是常见的错误答案，也是出题设计的陷阱。

9. 枸杞子具有的的功效是
   A. 滋阴潜阳，养血补心　　B. 滋补肝肾，乌须明目　　C. 滋补肝肾，益精明目
   D. 滋补肝肾，凉血止血　　E. 滋阴补血，生津润燥

【正确答案】C

【易错答案】E

【答案分析】枸杞子功能滋补肝肾之阴，为平补肝肾之品，治疗精血不足所致的视力减退、内障目昏等证，故正确答案是C项。

10. 墨旱莲具有的功效是
    A. 滋阴潜阳，养血补心　　B. 滋补肝肾，乌须明目　　C. 滋补肝肾，益精明目
    D. 滋补肝肾，凉血止血　　E. 滋阴补血，生津润燥

【正确答案】D

【易错答案】B

【答案分析】本题测试墨旱莲的功效，滋补肝肾，凉血止血，故正确答案是D项。墨旱莲与女贞子功效相似，用治肝肾阴虚证，相须为用，常误选B项。

11. 女贞子的具的功效是
    A. 滋阴潜阳，养血补心　　B. 滋补肝肾，乌须明目　　C. 滋补肝肾，益精明目
    D. 滋补肝肾，凉血止血　　E. 滋阴补血，生津润燥

【正确答案】B

【易错答案】D

【答案分析】本题测试女贞子的功效，滋补肝肾，乌须明目，故正确答案是B项。本题与上题相似，常误选D项墨旱莲。

（二）多选题

1. 功能补肺胃之阴的药物有哪些
   A. 北沙参　　　　　　　　B. 南沙参　　　　　　　　C. 玉竹
   D. 麦冬　　　　　　　　　E. 百合

【正确答案】ABCDE

【易错答案】漏选一项或多项。

【答案分析】北沙参、南沙参、玉竹三药能补肺、胃之阴，麦冬、百合能补肺、胃、心之阴，故备选的五味药物均能补肺胃之阴。

2. 功能补肝肾之阴的药物有哪些
   A. 墨旱莲　　　　　　　　B. 女贞子　　　　　　　　C. 龟甲

D. 鳖甲　　　　　　　　　　E. 百合

【正确答案】ABCD

【易错答案】漏选 C、D 项。

【答案分析】功能补肝肾之阴的药物有墨旱莲、女贞子、龟甲、鳖甲。百合只能补心肺之阴，不作用于肝肾。故排除 E 项百合外，其余四项都应当选择。

3. 麦冬可以主治下列哪些病证

A. 阴虚肺燥干咳痰少　　　B. 胃阴虚纳差呕逆　　　C. 消渴口干舌燥

D. 津伤肠燥便秘　　　　　E. 心虚热烦躁失眠

【正确答案】ABCDE

【易错答案】漏选 C、D 项。

【答案分析】麦冬滋补肺、胃、心三经之阴，并可以润燥、生津、安神。备选答案中，A 项为肺阴虚，B、C、D 项为胃阴虚，E 项为心阴虚证，故均为麦冬的主治。本题的难点是，C 项消渴的病因是胃阴虚，口干舌燥，D 项津伤肠燥便秘是热邪伤津所致，若不能理解其病因与胃阴虚相关，常漏选此两项。

4. 黄精具有的功效有哪些

A. 补肺气　　　　　　　　B. 健脾　　　　　　　　C. 润肺

D. 益肾　　　　　　　　　E. 补血

【正确答案】ABCD

【易错答案】错选或漏选。

【答案分析】黄精的功效是补气养阴，健脾，润肺，益肾。故本题的正确答案为 ABCD。

5. 龟甲具有的功效有哪些

A. 固经止崩　　　　　　　B. 滋阴潜阳　　　　　　C. 益肾健骨

D. 退热除蒸　　　　　　　E. 养血补心

【正确答案】ABCE

【易错答案】错选或漏选。

【答案分析】本题测试龟甲的功效，功能滋补肝肾之阴，兼能潜阳，又能健骨，养血补心，固经止崩，故选 ABCE。混淆龟甲与鳖甲的功效，常错选 D 项。

6. 鳖甲具有的功效有哪些

A. 滋阴潜阳　　　　　　　B. 益肾健骨　　　　　　C. 养血补心

D. 退热除蒸　　　　　　　E. 软坚散结

【正确答案】ADE

【易错答案】错选 B、C 项或漏选。

【答案分析】鳖甲与龟甲功效相似，同用治阴虚内热证，但滋养肝肾之阴作用不及龟甲，但长于退虚热、除骨蒸，又能软坚散结，故答案是 ADE。

(三) 简答题

1. 比较北沙参和南沙参功效与主治的不同？

【正确答案】北沙参与南沙参来源于两种不同植物，而二者功用相似，均以养阴清肺、益胃生津为主要功效，用于肺阴虚证和胃阴虚证。北沙参清养肺胃作用稍强，肺胃阴虚有热，症见燥咳无痰，阴虚劳嗽，津伤口渴等。南沙参尚兼益气及化痰作用，较宜于气阴两伤及燥痰咳嗽者。

【易错答案】不能明确指出南沙参兼有益气及化痰的功效。

【答案分析】北沙参与南沙参均能滋养肺胃之阴，用治肺胃阴虚证。不同在于，南沙参又能益气、祛痰，而北沙参无此功效。

2. 比较龟甲和鳖甲功效与主治方面的相同点和不同点。

【正确答案】龟甲与鳖甲均为血肉有情之品，味咸性寒，归肝肾经。二者既能滋补肝肾之阴而退虚热，又可潜降肝阳而息内风，为治阴虚发热、阴虚阳亢及阴虚风动等证常用药。龟甲滋养之功胜于鳖甲，又善于益肾健骨，常用治肾虚骨痿、小儿囟门不合等证。并能养血补心，以治心虚惊悸、失眠、健忘等证。尚可固经止血，以治阴虚血热、冲任不固之崩漏、月经过多等。鳖甲退虚热之功优于龟甲，为治阴虚发热之要药。且善于软坚散结，常用于经闭癥瘕、久疟疟母。

【易错答案】不能明确指出龟甲与鳖甲的不同。

【答案分析】龟甲与鳖甲均能滋养肝肾之阴，平肝潜阳，用治肾阴亏虚，肝阳上亢证。不同之处在于，龟甲偏于"补"，又能补骨、补血、补心。且能固经止崩。鳖甲偏于"散"，善于散虚热，散结聚。

第二十五章 收涩药

◎ **重点** ◎

1. 收涩药的功效、主治病证与配伍方法
2. 下列药物的性能、功效与应用

五味子、乌梅、山茱萸、莲子

3. 下列药物的功效、主治病证

诃子、肉豆蔻、芡实

4. 下列药物的功效

麻黄根、浮小麦、五倍子、赤石脂、覆盆子、桑螵蛸、海螵蛸

5. 下列药物的用法用量

诃子、肉豆蔻

6. 下列药物的使用注意

五味子、赤石脂

7. 肉豆蔻与白豆蔻、莲子与芡实功效、主治病证的共同点与不同点

◎ **难点** ◎

1. 收涩药的配伍方法
2. 下列药物的性能、功效与应用

五味子、乌梅、山茱萸、莲子

3. 下列药物的功效、主治病证

诃子、肉豆蔻、芡实

常见试题

（一）单选题

1. 具有敛汗、除热作用的药物是

A. 麻黄根　　　　　　　B. 五味子　　　　　　　C. 浮小麦
D. 山茱萸　　　　　　　E. 金樱子

【正确答案】C

【易错答案】A

【答案分析】本题测试浮小麦的功效，固表止汗，益气除热，故答案是B项。麻黄根功能敛汗，但无除热作用，常常误选A项。

2. 患者肺虚久咳，咽痛，音哑失音，治疗宜选用的药物是
A. 苏子　　　　　　　B. 罂粟壳　　　　　　C. 蝉蜕
D. 诃子　　　　　　　E. 川贝母

【正确答案】D

【易错答案】C、E

【答案分析】诃子既能敛肺下气止咳，又能清肺利咽开音，为治肺虚久咳失音之要药。蝉蜕也能开音，是治风热、热毒上攻所致的失音，属于实证。C项是出题设计的陷阱，常常误选。

3. 既能固精缩尿，又能明目的药物是
A. 覆盆子　　　　　　B. 桑螵蛸　　　　　　C. 金樱子
D. 补骨脂　　　　　　E. 鸡内金

【正确答案】A

【易错答案】B、C

【答案分析】本题测试覆盆子的功效，固精缩尿，益肝肾明目，故答案是A项。桑螵蛸、金樱子虽能固精缩尿，但无明目作用，常常误选。

4. 山茱萸具有的功效是
A. 收敛固涩，补益肝肾　　B. 收敛固涩，补血养阴　　C. 收敛固涩，益气健脾
D. 收敛固涩，宁心安神　　E. 收敛固涩，温补肾阳

【正确答案】A

【易错答案】D、E

【答案分析】山茱萸功能补益肝肾，又能固精缩尿，于补益之中又具封藏之功，为固精止遗之要药。故答案是A项。D项收敛固涩，宁心安神是五味子的功效，常常误选D项。

5. 肉豆蔻具有的功效是
A. 温脾止呕，散寒止痛　　B. 涩肠止泻，温中行气　　C. 化湿止呕，温中行气
D. 涩肠止泻，收敛止血　　E. 化湿止泻，益胃生津

【正确答案】B

【易错答案】C

【答案分析】本题测试肉豆蔻的功效，涩肠止泻，温中行气，故答案是B项。肉豆蔻与白豆蔻药名、功效相似，白豆蔻功能化湿止呕，温中行气，常误选C项。

6. 既能固精，又能补肾助阳的药物是
A. 煅牡蛎　　　　　　B. 桑螵蛸　　　　　　C. 巴戟天
D. 海螵蛸　　　　　　E. 金樱子

【正确答案】B

【易错答案】C、D

【答案分析】本题测试桑螵蛸的功效，固精缩尿，补肾助阳，故答案是B项。桑螵蛸与海螵蛸药名、功效相似，常误选D项海螵蛸，巴戟天功能补肾助阳，但无固精作用，亦会误选。

7. 既能固精，又能收敛止血的药物是

A 煅牡蛎　　　　　　　B 桑螵蛸　　　　　　　C 巴戟天
D 海螵蛸　　　　　　　E 金樱子

【正确答案】D

【易错答案】A

【答案分析】海螵蛸功能固精止带，收敛止血，制酸止痛，收湿敛疮，故答案是D项。煅牡蛎功能收敛固涩，可用于滑脱诸证，但无止血作用，是出题设计的陷阱，常常误选A项。

8. 肉豆蔻的用法是

A. 先煎　　　　　　　B. 后下　　　　　　　C. 煨用
D. 炒用　　　　　　　E. 包煎

【正确答案】C

【易错答案】B

【答案分析】肉豆蔻内服须煨熟去油用，因为多余的油脂可刺激肠道引起腹泻。肉豆蔻与白豆蔻药名相似，白豆蔻是芳香药物，入汤剂须后下，易于混淆，常常误选B项后下。

9. 乌梅具有的功效是

A 敛肺涩肠，安蛔生津　　　　B 敛肺涩肠，利咽开音　　　　C 涩肠止泻，固精止遗
D 涩肠止泻，收敛止血　　　　E 涩肠止泻，温中行气

【正确答案】A

【易错答案】C

【答案分析】乌梅是典型的敛肺涩肠药，功能敛肺止咳，涩肠止泻，味酸又能安蛔止痛，生津止渴，故正确答案是A项。

(二) 多选题

1. 五味子可用治下列哪些病证

A. 久咳虚喘　　　　　　　B. 心悸失眠　　　　　　　C. 津伤口渴
D. 遗精滑精　　　　　　　E. 自汗盗汗

【正确答案】ABCDE

【易错答案】漏选D、E项。

【答案分析】五味子属于敛肺涩肠药，但功效是收敛固涩，不仅敛肺、涩肠，又能止汗、固精，用治肺虚久咳，久泻久痢，自汗盗汗，遗精滑精，其中自汗盗汗、遗精滑精是记忆的难点，易于出错。又能益气生津，补肾宁心，用治津伤口渴，心悸失眠证。故答案是ABCDE。

2. 乌梅可用治下列哪些病证
   A. 虚热消渴
   B. 蛔厥腹痛
   C. 久泻久痢
   D. 遗精滑精
   E. 肺虚久咳

【正确答案】ABCE

【易错答案】误选 D 项或漏选。

【答案分析】乌梅是典型的敛肺涩肠药，功能敛肺止咳，涩肠止泻，味极酸能安蛔止痛，生津止渴。故用治肺虚久咳，久泻久痢，蛔厥腹痛，虚热消渴。乌梅无其他收敛固涩作用，不用治其他滑脱证，如遗精滑精证。

3. 功能补肝肾，明目的药物有哪些
   A. 覆盆子
   B. 女贞子
   C. 决明子
   D. 菟丝子
   E. 枸杞子

【正确答案】ABDE

【易错答案】误选 C 项或漏选。

【答案分析】总结全书药物，功能补肝肾，明目的药物有菟丝子、沙苑子、枸杞子、女贞子、覆盆子五味药物，故答案是 ABDE。其中菟丝子、沙苑子、覆盆子是记忆的难点，易于遗漏。决明子功能清肝而明目，是出题设计的陷阱，常常误选 C 项。

4. 功能敛肺涩肠的药物有哪些
   A. 石榴皮
   B. 赤石脂
   C. 五倍子
   D. 金樱子
   E. 肉豆蔻

【正确答案】ABCE

【易错答案】漏选或误选 D 项。

【答案分析】石榴皮、赤石脂、五倍子、肉豆蔻是敛肺涩肠药，故答案是 ABCE，其中石榴皮、赤石脂是了解药物，较为生疏，会被漏选。金樱子是固精缩尿止带药，易于误选。

5. 莲子的主治病证有哪些
   A. 遗精滑精
   B. 带下
   C. 脾虚泄泻
   D. 心悸失眠
   E. 肾虚阳痿

【正确答案】ABCD

【易错答案】漏选 D 项或误选 E 项。

【答案分析】莲子功能补脾止泻止带，益肾固精，养心安神，用治遗精滑精，带下，脾虚泄泻，心悸失眠，故选 ABCD。莲子无补肾助阳作用，不用治肾虚阳痿，故不选 E 项。

6. 山茱萸可用治下列哪些病证
   A. 月经过多
   B. 体虚汗出
   C. 肺虚久咳
   D. 遗精滑精
   E. 腰膝酸软

【正确答案】ABDE

【易错答案】漏选或错选C项。

【答案分析】山茱萸功能补益肝肾，可用治肝肾亏虚，腰膝酸软，其收敛固涩的功效，应结合主治证而具体化，功能固精、缩尿、止血、止汗，可用治遗精滑精、遗尿尿频、月经过多、体虚汗出。故答案是ABDE。

7.五味子具有的功效有哪些
　　A.补益肝肾　　　　　　B.收敛固涩　　　　　　C.收敛止血
　　D.益气生津　　　　　　E.补肾宁心
　　【正确答案】BDE
　　【易错答案】漏选或错选。
　　【答案分析】五味子功能收敛固涩，益气生津，补肾宁心，故答案是BDE。其中益气生津、补肾宁心是记忆的难点。

8.五倍子可用治下列哪些病证
　　A.自汗盗汗　　　　　　B.咳嗽咯血　　　　　　C.久泻久痢
　　D.湿疮肿毒　　　　　　E.便血痔血
　　【正确答案】ABCDE
　　【易错答案】漏选一项或多项。
　　【答案分析】五倍子的功效可总结为，囊括了所有的收敛固涩作用，甚至止血、敛疮，也就是说，所有涉及收敛固涩的应用，都可使用五倍子，因此五倍子的功效与主治不用一一去记忆。还有，五倍子性寒清热解毒，可用治肺热咳血或热毒疮疡。

9.莲子具有的功效有哪些
　　A 敛肺止咳　　　　　　B 益肾涩精　　　　　　C 养心安神
　　D 收敛止血　　　　　　E 补脾止泻
　　【正确答案】BCE
　　【易错答案】错选或漏选。
　　【答案分析】莲子平补心脾肾三脏，功能补肾固精，补心安神，补脾止泻止带，故答案是BCE。其中益肾养心是莲子功效的难点，易于遗漏。

（三）简答题

1.比较麻黄与麻黄根功效及主治病证的共同点和不同点。
　　【正确答案】麻黄与麻黄根，二药同出一源，均可治汗证。然前者以其地上草质茎入药，主发汗，以发散表邪为用，临床用于外感风寒表实证。后者以其地下根及根茎入药，主止汗，以敛肺固表为用，为止汗之专药，可内服、外用于各种虚汗。
　　【易错答案】混淆麻黄与麻黄根的功效。
　　【答案分析】麻黄是地上部分入药，功能发汗解表，是发汗峻药，用治风寒表实证。麻黄根是地下根部入药，功专止汗，用治各种虚汗。

2. 比较莲子与芡实功效、主治病证的共同点与不同点。

【正确答案】芡实与莲子均甘涩平，主归脾、肾经，均能益肾固精、补脾止泻、止带，且补中兼涩，用治肾虚遗精、遗尿；脾虚食少、泄泻；脾肾两虚之带下等。莲子又能补心益肾而安神，用治心肾不交之虚烦、心悸、失眠。芡实益脾肾固涩之中，又能除湿止带，故为虚、实带下证之常用药物。

【易错答案】不知芡实的功效，并不能与莲子区分。

【答案分析】芡实与莲子均能益肾固精、补脾止泻、止带，用治肾虚遗精，脾虚泄泻、带下。不同之处在于，莲子又能补心安神，芡实又能除湿止带。

3. 使用收涩药时，为什么时常配伍补虚药？

【正确答案】滑脱病证的根本原因是正气虚弱，故应用收涩药治疗乃属于治病之标，临床应用收涩药时，须与相应的补益药配伍同用，以标本兼顾。如治气虚自汗、阴虚盗汗者，则分别配伍补气药、补阴药；脾肾阳虚之久泻、久痢者，应配伍温补脾肾药；肾虚遗精、滑精、遗尿、尿频者，当配伍补肾药。总之，应根据具体证候，寻求根本，适当配伍，标本兼治，才能收到较好的疗效。

【易错答案】不能明确指出滑脱证的病因是正气亏虚，并以此进行论述。

【答案分析】滑脱病证的根本原因是正气虚弱，故应用收涩药治疗乃属于治病之标，因此临床应用本类药时，须与相应的补益药配伍同用，以标本兼顾。

第二十六章 涌吐药

◎ **重点** ◎

1. 下列药物的功效、主治病证

常山、甜瓜蒂、胆矾

2. 下列药物的用法

甜瓜蒂、胆矾

◎ **难点** ◎

下列药物的功效、主治病证

常山、甜瓜蒂、胆矾

常见试题

（一）单选题

1. 既能涌吐痰涎，又能截疟的药物是

A. 槟榔　　　　　　　　B. 青蒿　　　　　　　　C. 常山

D. 生首乌　　　　　　　E. 胆矾

【正确答案】C

【易错答案】A、B

【答案分析】常山既能涌吐痰涎，又能截疟，二者兼备，故正确答案应选C项。槟榔、青蒿、生首乌均能截疟，但无涌吐痰涎之功，常误选A、B项。

2. 胆矾作内服使用，其用法是

A. 先煎　　　　　　　　B. 后下　　　　　　　　C. 另煎

D. 包煎　　　　　　　　E. 温水化服

【正确答案】E

【易错答案】A

【答案分析】胆矾主含含水硫酸铜，易在水中溶化，故作内服使用宜用温水化服。正确答案应选E项。

3. 甜瓜蒂入丸散，常用剂量是

A. 1~3g B. 3~6g C. 2.5~5g
D. 0.3~1g E. 4.5~9g

【正确答案】D

【易错答案】C

【答案分析】瓜蒂有毒，煎服的常用剂量为2.5~5g，入丸散服的常用剂量为每次0.3~1g，故正确答案应选D项。

（二）多选题

1. 胆矾常用治下列哪些病证

A. 口疮 B. 癫痫 C. 误食毒物
D. 黄疸 E. 风眼赤烂

【正确答案】ABCE

【易错答案】漏选或错选。

【答案分析】胆矾的功效是涌吐痰涎及毒物，并能解毒收湿，祛腐蚀疮，常用治癫痫、误食毒物、口疮、风眼赤烂等病证。故正确答案应选ABCE。

2. 甜瓜蒂具有的功效有哪些

A. 截疟 B. 涌吐痰食 C. 解毒收湿
D. 祛腐蚀疮 E. 祛湿退黄

【正确答案】BE

【易错答案】误选C、D项。

【答案分析】瓜甜蒂功能催吐其壅塞之痰，或未化之食，或误食之毒物；又能祛湿热以退黄。故正确答案应选BE。

第二十七章 攻毒杀虫止痒药

◎ **重点** ◎

1. 下列药物的功效、主治病证

雄黄、硫黄

2. 下列药物的功效

白矾、蛇床子、蟾酥、蜂房

3. 下列药物的用法用量

雄黄、蟾酥

4. 下列药物的使用注意

雄黄、蟾酥

◎ **难点** ◎

1. 下列药物的功效、主治病证

雄黄、硫黄

2. 下列药物的功效

白矾、蛇床子、蟾酥、蜂房

常见试题

(一) 单选题

1. 外用杀虫主治疥疮,内服可助阳通便的药物是

A. 雄黄 B. 硫黄 C. 蛇床子

D. 樟脑 E. 土荆皮

【正确答案】B

【易错答案】C

【答案分析】外用杀虫疗疮,善治疥疮,内服又能温肾阳通大便的只有硫黄,故本题应选 B 项。蛇床子虽可内服温补肾阳,却无通便之功,常常误选 C 项。

2. 下列主治痈肿疔疮、湿疹、蛇伤的药物是

A. 雄黄 B. 硫黄 C. 白矾

D. 蟾酥 E. 木鳖子

【正确答案】A

【易错答案】B

【答案分析】雄黄外用内服皆可解毒杀虫；其余四药虽均能解毒疗疮，但很少用于治蛇虫咬伤，故本题选A项。

3. 功能解毒疗疮，又能开窍醒神的药物是

A. 雄黄 B. 蜂房 C. 蟾酥
D. 木鳖子 E. 朱砂

【正确答案】C

【易错答案】A、B

【答案分析】五个备选药物皆可解毒疗疮，但具有开窍醒神功效的药物只有蟾酥。故本题的正确答案是C项。

4. 具有攻毒杀虫，祛风止痛功效的药物是

A. 蟾酥 B. 樟脑 C. 雄黄
D. 木鳖子 E. 蜂房

【正确答案】E

【易错答案】A

【答案分析】本题测试蜂房的功效，攻毒杀虫，又能祛风止痛，用治风湿痹痛。故本题答案选E项。

5. 主治阳痿、阴痒、湿疹、带下的药物是

A. 肉苁蓉 B. 续断 C. 硫黄
D. 白矾 E. 蛇床子

【正确答案】E

【易错答案】C

【答案分析】蛇床子既杀虫止痒，用治阴痒湿疹，又能温肾壮阳，用治肾虚阳痿，又能燥湿散寒，用治寒湿带下，故正确答案选E项。硫黄虽能补火助阳，用治肾虚阳痿，又能杀虫止痒，外治疥癣，湿疹，但无燥湿止带作用，是出题设计的陷阱，常常误选C项。

6. 硫黄内服用量为

A. 0.015~0.03g B. 0.6~1.5g C. 0.9~1.2g
D. 1.5~3g E. 2~5g

【正确答案】D

【易错答案】E

【答案分析】硫黄性温燥，内服量1.5~3g，炮制后入丸散用，故正确答案是D项。

（二）多选题

1. 硫黄可用于治疗下列哪些病证

A. 疥癣湿疹　　　　　　　B. 阴疽疮疡　　　　　　　C. 肾虚阳痿

D. 虚喘冷哮　　　　　　　E. 虚寒便秘

【正确答案】ABCDE

【易错答案】漏选一项或多项。

【答案分析】硫黄外用功能解毒疗疮及杀虫燥湿止痒，用治疥癣湿疹、阴疽疮疡。内服又能补火助阳通便，用治阳痿，虚喘冷哮，虚寒便秘，故本题的正确答案是ABCDE。

2. 白矾具有的功效有哪些

A. 消散痈肿　　　　　　　B. 解毒杀虫　　　　　　　C. 开窍醒神

D. 燥湿止痒　　　　　　　E. 止血止泻

【正确答案】BDE

【易错答案】错选或漏选。

【答案分析】白矾的功效为外用解毒杀虫，燥湿止痒；内服止血，止泻，化痰。却无消散痈肿，开窍醒神作用。因此，本题的答案应选择BDE。

3. 下列不能用火煅的药物是

A. 朱砂　　　　　　　　　B. 龙骨　　　　　　　　　C. 磁石

D. 雄黄　　　　　　　　　E. 白矾

【正确答案】AD

【易错答案】漏选或错选。

【答案分析】朱砂主要含硫化汞（HgS）火煅后则析出水银，有剧毒。雄黄主要含二硫化二砷（As_2S_2），煅烧后分解为三氧化二砷（As_2O_3），即砒霜，有剧毒。故答案为AD。

4. 既能燥湿，又杀虫止痒的药物是

A. 白矾　　　　　　　　　B. 蛇床子　　　　　　　　C. 地肤子

D. 大蒜　　　　　　　　　E. 苦参

【正确答案】ABE

【易错答案】错选或漏选。

【答案分析】功能燥湿、杀虫止痒的药物是白矾、蛇床子、苦参，故本题正确答案选ABE。地肤子功能止痒及利水，但无燥湿作用；大蒜善杀虫，却无燥湿及止痒之功，常常误选C、D项。

第二十八章 拔毒化腐生肌药

◎ 重点 ◎

1.下列药物的功效、主治病证

红粉

2.下列药物的功效

砒石、炉甘石、硼砂

3.下列药物的用法用量

红粉、砒石、硼砂

4.下列药物的使用注意

红粉、砒石、炉甘石

◎ 难点 ◎

1.下列药物的功效、主治病证

红粉

2.下列药物的功效

砒石、炉甘石、硼砂

常见试题

（一）单选题

1.功能解毒明目退翳，且为眼科常用外用药物的是

A.石决明 　　　　　　　B.蝉蜕 　　　　　　　C.轻粉

D.炉甘石 　　　　　　　E.硼砂

【正确答案】D

【易错答案】E

【答案分析】本题测试炉甘石的功效，故答案应选D项。除轻粉外，备选药物皆可明目，但石决明、蝉蜕均无解毒之功，而硼砂可解毒，但明目退翳之功不强，常常误选E项。

2.外用可攻毒杀虫，蚀疮去腐，内服劫痰平喘的药物是

A.巴豆 　　　　　　　　B.红粉 　　　　　　　C.轻粉

D. 砒石   E. 铅丹

【正确答案】D

【易错答案】A

【答案分析】本题测试砒石的功效，故本题答案应选 D 项。升药外用蚀疮去腐之力更强，但不能内服。轻粉、铅丹、巴豆也均有一定蚀疮去腐作用，但此三药均无内服劫痰平喘作用。

3. 具有解毒，清肺化痰作用的药物是

A. 瓜蒌   B. 半夏   C. 大蒜

D. 硼砂   E. 贝母

【正确答案】D

【易错答案】A、E

【答案分析】本题测试硼砂的功效，故本题答案应选 D 项。瓜蒌与贝母功能清肺化痰，但无解毒作用，常常误选 A、E 项。

4. 砒石内服每次的用量是

A. 0.002~0.004g   B. 0.01~0.02g   C. 0.02~0.04g

D. 0.15~0.3g   E. 0.3~0.6g

【正确答案】A

【易错答案】C

【答案分析】砒石有大毒外用为主而较少内服，内服用量极小每次 0.002~0.004g，在本题五个剂量组中属最小者。故本题答案应选 A 项。

（二）多选题

硼砂用治的病证有哪些

A. 咽喉肿痛   B. 口舌生疮   C. 虚火牙痛

D. 目赤翳障   E. 痰热咳嗽

【正确答案】ABDE

【易错答案】错选 C 项或漏选。

【答案分析】硼砂外用可清热解毒，用治咽喉肿痛，口舌生疮，目赤翳障，为喉科及眼科的常用药。内服能清肺化痰，用治痰热咳嗽。但无养阴作用，不用治虚火牙痛。故答案应为 ABDE。